Über dieses Buch:

Die Ausbildungsordnungen für Krankenpflegeberufe sehen neben den medizinischen Fächern neuerdings auch sozialwissenschaftliche Kenntnisse vor. Dies entspricht den Situationen des beruflichen Alltags im Krankenhaus, in denen – vor allem im Umgang mit dem Patienten – immer wieder psychologische, soziologische und pädagogische Bedingungen und Überlegungen zu berücksichtigen sind. Für den sozialwissenschaftlichen Unterricht an Krankenpflegeschulen wird daher ein praxisbezogenes Lehrbuch gebraucht, das die drei Fächer nicht isoliert, sondern in ihrem Zusammen- und Ineinanderwirken behandelt.
Mit diesem Buch liegt erstmalig ein solches integriertes Unterrichtswerk vor. Nach grundlegenden Ausführungen zur Beobachtung und Beurteilung von Menschen, zur menschlichen Entwicklung und zum Umgang mit Menschen werden psychologische, soziologische und pädagogische Fragestellungen und Forschungsergebnisse auf die Praxis der Pflege im Krankenhaus bezogen. Dabei werden ein angemessener Ausgleich und eine Ergänzung zur überwiegend naturwissenschaftlich-technisch orientierten Ausbildung des Krankenpflegepersonals gesucht. Die Autoren, die über jahrelange Erfahrungen in der Ausbildung an Krankenpflegeschulen verfügen, vermitteln die Grundkenntnisse in den drei Fächern in verständlicher Sprache und mit erprobtem didaktischem Konzept. Das Buch bietet den »roten Faden« durch die drei Ausbildungsjahre und ist auch als Grundlage für die Abschlußprüfungen geeignet.

Die Autoren:

Dr. phil. Manfred *Wöbcke,* geboren 1942, Dipl.-Psych., Dipl.-Päd., ist als Akademischer Rat in der Ausbildung von Diplompädagogen (Schwerpunkt Sozialpädagogik) am Pädagogischen Institut der Universität Mainz tätig.
Dr. phil. Gerhard *Pause,* geboren 1930, Dipl.-Psych., ist Professor für Pädagogische Psychologie an der Pädagogischen Hochschule Niedersachsen, Abt. Lüneburg.

Manfred Wöbcke · Gerhard Pause

Lehrbuch für Krankenpflegeberufe

Psychologie – Soziologie – Pädagogik

Kösel-Verlag München

CIP-Kurztitelaufnahme der Deutschen Bibliothek

Wöbcke, Manfred
Lehrbuch für Krankenpflegeberufe : Psychologie, Soziologie, Pädagogik / Manfred Wöbcke ; Gerhard Pause. – München : Kösel, 1978. –
ISBN 3-466-34006-3
NE: Pause, Gerhardt:

ISBN 3-466-34006-3

Gesamtherstellung: Kösel, Kempten
Umschlag: Günther Oberhauser, München

Inhalt

Vorwort

Zum Aufbau und Inhalt des Lehrbuches

Eine Umfrage der Verfasser bei 40 Unterrichtsschwestern brachte folgendes an den Tag: An vielen Krankenpflegeschulen werden für den Unterricht in den Fächern Psychologie, Soziologie und Pädagogik keine speziellen Lehrbücher verwendet, schon gar nicht solche, die Aspekte aller drei Wissenschaften praxisbezogen in sich vereinen. An den vorhandenen Lehrbüchern wird bemängelt, sie seien entweder zu kurz und unvollständig oder zu theoretisch und unverständlich, vor allem aber zu wenig auf die spezifischen Bedürfnisse des Krankenhauspflegepersonals bezogen. Es fehlt augenscheinlich an Beispielen und Bezügen zum beruflichen Alltag.

Das Bedürfnis nach Information über psychologische, soziologische und pädagogische Einsichten und Zusammenhänge ist jedoch groß. Im Ausbildungsgang vorgesehene Verfügungsstunden werden über die 40 Sollstunden hinaus oft zu 60%, in einzelnen Fällen auch bis zu 90% gerade für diese drei Fächer in Anspruch genommen.

Der Unterricht in allen drei Fächern wird in der Mehrzahl der Fälle nur von einem Dozenten, meist einem Diplom-Psychologen, oft aber auch von der Unterrichtsschwester oder dem Unterrichtspfleger selbst abgehalten.

Sowohl die zur Verfügung stehende Zeit als auch die jeweilige Spezialisierung der Lehrpersonen erlauben es nicht, eine erschöpfende Einführung in alle Teilbereiche von Psychologie, Soziologie und Pädagogik zu geben, wie manche Lehrbücher sie beabsichtigen, die zwar fachlich gut sind, jedoch im Anspruch zu hoch, zu umfangreich und mit Fremdwörtern überladen.

In den Situationen des beruflichen Alltags mit ihren menschlichen Begegnungen, oft auch als Interaktionen bezeichnet, mit ihren Entscheidungszwängen, Ängsten und Freuden (Erfolgen) wirken psychologische, soziologische und pädagogische Bedingungen und Überlegungen zusammen und ineinander. Was hier nicht mehr exakt auseinanderzuhalten ist, sollte auch in einem Lehrbuch nicht künstlich getrennt werden. Ebenso sollten nur diejenigen Informationen der Bezugswissenschaften einbezogen werden, die für die Tätigkeit im Krankenhaus von Bedeutung sind, die Begründungszusammenhänge erhellen und durch die die Handlungsfähigkeit des Krankenpflegepersonals verbessert werden kann.

Ein Lehrbuch dieser Art sollte auch den roten Faden durch die drei Ausbildungsjahre und die Gesprächsgrundlage für die Abschlußprüfungen liefern. In der Praxis sieht es oft so aus, daß jeder Dozent sein eigenes, nicht mit anderen Kollegen abgestimmtes Konzept mitbringt. Was unterrichtet wird, ist dann von Person zu Person, aber auch von Ausbildungsjahr zu Ausbildungsjahr verschieden. Den Auszubildenden gelingt es so nicht, die unterschiedlichen Informationen zu verarbeiten, zusammenzubringen oder gar kritisch auf ihr berufliches Handeln zu beziehen.

Was zu fehlen scheint, ist demnach *ein* gemeinsames Lehrbuch für die drei Fächer Psychologie, Soziologie und Pädagogik. Es darf weder zu lang noch unverständlich sein; es muß, unter Verzicht auf Vollständigkeit, aus Ergebnissen und Erkenntnissen der drei Bezugswissenschaften dasjenige auswählen, was für den Krankenpflegeberuf wichtig ist; es sollte sich für das selbständige Studium eignen, zum eigenen Nachdenken anregen und zur sachlichen Kritik befähigen. Vor allem aber sollte es einen deutlichen Bezug zur beruflichen Praxis aufweisen. Beide Verfasser verfügen über z. T. langjährige Unterrichts- und auch Prüfungserfahrungen an Krankenpflegeschulen. Einer der beiden Verfasser (G. Pause) hat seit 1965 Themen wie »Beobachtung und Beurteilung«, »Persönlichkeitsentwicklung« und Teilbereiche aus der Pädagogischen Psychologie für Unterrichtsschwestern an einer Schwesternhochschule unterrichtet. Er bringt diese Themen als Kapitel 2–4 in dieses Buch ein. Die Kapitel 1 sowie 5–11 wurden von M. Wöbcke erarbeitet.

Beide Verfasser mußten bei ihrem Unterricht in den letzten Jahren ihre eher theoretisch ausgerichteten Konzepte immer wieder an den praktischen Bedürfnissen der Auszubildenden orientieren. Sie hoffen, daß der hierin enthaltene Lernprozeß in dem vorliegenden Lehrbuch sichtbar wird und die Kluft verringern hilft, die so häufig zwischen sozialwissenschaftlichen Kenntnissen einerseits und der praktischen Handlungsfähigkeit andererseits besteht.

Auf eine wissenschaftliche Sprache möchten wir weitgehend verzichten. Sie läßt sich zwar insbesondere bei der Darstellung der allgemeinen psychologischen und soziologischen Grundlagen und der medizinpsychologischen und -soziologischen Grundkenntnisse nicht immer vermeiden. Uns kommt es jedoch mehr auf eine allgemeinverständliche, an den praktischen Bedürfnissen der Zielgruppe orientierte Darstellungsweise an. Insbesondere möchten wir auf Anmerkungen, Fußnoten und Literaturverweise verzichten, um den beabsichtigten Charakter des Buches ganz deutlich werden zu lassen. Die Darstellung von Theorien soll sich – zugunsten breiterer Ausführungen zur Praxis des Krankenhausalltags – auf das unbedingt Notwendige beschränken.

Lüneburg und Mainz, *Gerhard Pause / Manfred Wöbcke*
Im Januar 1978

1. Einleitung: Zur Bedeutung von Psychologie, Soziologie und Pädagogik in der Ausbildung des Krankenpflegepersonals

Das Krankenhaus ist zweifellos keine Werkstatt, in der beschädigte Organe wieder repariert werden. Hier findet vielmehr eine Behandlung von Menschen durch Menschen statt, so daß es immer zu Beziehungen zwischen Personen kommt. Sowohl die zu behandelnden Patienten als auch die medizinischen Fachkräfte befinden sich in einer besonderen psychologischen Situation, wobei letztere im Rahmen einer relativ selbständigen Institution arbeiten, von deren Aufbau ihr Handeln wiederum bestimmt wird.

Die Ausbildung von Ärzten und Krankenpflegekräften ist naturwissenschaftlich ausgerichtet. Diagnose und Therapie der modernen Medizin sind am Körper des Patienten bzw. an dessen Organen orientiert. Diese Betrachtung des Menschen als eine Einheit physikalisch-chemischer Prozesse und Zustände und die strenge naturwissenschaftliche Orientierung der Medizin haben zweifellos deren große Erfolge begründet; man denke hierbei nur an den siegreichen Kampf gegen die meisten epidemischen Infektionskrankheiten.

Im Zuge industrieller Umwälzungen und sozialer Veränderungen ist es nun zu einem Anstieg von psychosomatischen Erkrankungen gekommen: zu organischen Veränderungen und funktionellen Beschwerden aufgrund von Einflüssen aus dem sozialen Nahraum. Immer häufiger mußten und müssen Diagnosen wie z. B. »Vegetative Dystonie« gestellt werden. Dies hat auch in der Medizin dazu geführt, daß man Körper und Seele als eine Einheit, als *zwei* Aspekte *eines* Geschehens zu betrachten begann; die alte Auffassung, daß es sich bei Körper und Seele um zwei verschiedene Phänomene handelte, oder kausale (ursächliche) Annahmen, daß nämlich körperliches Geschehen psychisches hervorrufe (oder umgekehrt), wurden nach und nach aufgegeben. Selbst bei Infektionskrankheiten nimmt man heute an, daß sie von psychischem Erleben begleitet und beeinflußt werden können. Zum Teil läßt sich schon aus dieser Entwicklung und den damit verbundenen Vorgängen auf die Bedeutung der Sozialwissenschaften, also der Psychologie, der Soziologie und der Pädagogik, für die Ausbildung des Krankenpflegepersonals schließen.

Die Widerstände einer naturwissenschaftlich-experimentell orientierten Medizin gegenüber modernen sozialwissenschaftlichen Einflüssen sind nicht zu übersehen. Natürlich ist es einfacher, Krankheiten losgelöst von der Person des Patienten zu sehen, sie als naturwissenschaftliche Gesetzmäßigkeiten zu betrachten und dementsprechend die medizinischen Eingriffe in dies Geschehen vorzunehmen, ohne dabei das Individuum »Patient«, nämlich seelisches Geschehen als Ursache, Begleiterscheinung und Verstärker, zu berücksichtigen. Demgegenüber ist die Einbeziehung individualpsychologischer, sozialpsychologischer und soziologischer Faktoren in Anamnese, Diagnose und Therapie mit ihren Konsequenzen für den »pädagogischen Umgang« des Personals mit dem Patienten zweifellos ungleich schwieriger.

Oft wird auch die Betonung psychischer Einflüsse bei Entstehung, Verlauf und Therapie organischer Erkrankungen als Angriff auf das naturwissenschaftlich-experimentelle Vorgehen der modernen Medizin, zum Teil sogar als Rückfall in eine mittelalterliche Medizin verstanden. Dabei geht es lediglich darum, eine Medizin, die sich vorwiegend um krankhaft veränderte Organe oder deren beeinträchtigte Funktionen bemüht, sowie eine überwiegend technisch-instrumentelle Diagnostik und Therapie dadurch zu ergänzen, daß die psychische Lage des Patienten berücksichtigt wird. Für das Krankenpflegepersonal bedeutet dies in der Therapiephase ein zusätzliches pädagogisch-therapeutisches Handeln zur Unterstützung der heilenden Funktion des medizinisch-technischen Apparates. Oft läßt es sich schon durch Änderung des Verhaltens am Krankenbett erreichen. Diese Ergänzungsbedürftigkeit der heutigen naturwissenschaftlich-experimentellen Medizin bezieht sich auf alle organischen und funktionellen Erkrankungen. Dabei wird unterstellt, daß die Psychopathologie (Neurosen, Psychosen, Psychopathien sowie Psychodiagnostik und Psychotherapie) in das Aufgabengebiet »Psychiatrie für Krankenpflegepersonal« gehört, so daß im vorliegenden Lehrbuch ein kurzer Streifzug in diesen Problembereich im Rahmen des Kapitels »Klinische Psychologie« genügen soll.

Oft ist in der Vergangenheit die Forderung nach Einbezug sozialwissenschaftlicher Forschungsergebnisse in die moderne Medizin verbunden gewesen mit einer allgemeinen Kritik des Gesundheitswesens: Der Ärztemangel ist in Verbindung gebracht worden mit dem Zulassungssystem für Medizinstudenten; der Mangel an Pflegekräften in den Krankenhäusern wurde allenthalben beklagt; die Überalterung der Krankenhausgebäude hat sicherlich viele Reformen verhindert; schließlich sind die hierarchische Rangordnung in den Krankenhäusern und ärztliche Standesprivilegien ins Blickfeld geraten. Es ist verständlich, daß Forderungen nach Ausweitung der psychosomatischen Medizin und der sozialmedizinischen Forschung, nach mehr Anerkennung medizinpsychologischer und -soziologischer Belange im Krankenhaus, wenn sie in Zusammenhang mit kritischen Einwänden wie den oben genannten vorgebracht werden, zunächst auf Ablehnung stoßen. Die Tradition des Gesundheitssystems, die ziemlich verfestigten Rollensysteme und -strukturen des Medizinbetriebs und Statusprivilegien haben sich, wie andernorts auch, bisher allzu weit gehenden Neuerungen wirksam verschlossen und auf diese Weise auch den Einzug sozialwissenschaftlichen Denkens in die moderne Medizin hinausgezögert.

Jede Schwester beobachtet, wie das psychische Phänomen der Angst mit körperlichen Erscheinungen wie Erhöhung der Herzschlag- und Atemfrequenz, Blutdruckschwankungen, Tremor und Schweißausbruch einhergeht. »Wer Sorgen hat, hat auch Likör« heißt es bei Wilhelm Busch, und den »Kummerspeck« beobachten wir auch gelegentlich.

Fänden moderne wissenschaftliche Erkenntnisse Anwendung und würde die psychische Situation des Patienten in die Behandlung einbezogen, so müßte die durchschnittliche Verweildauer des Patienten in der Klinik abnehmen. Daß dies tatsächlich der Fall ist, wurde durch einschlägige Untersuchungen bestätigt.

Folgende Anmerkungen zu Inhalt und Aufbau des Lehrbuches scheinen uns erforderlich zu sein:

Um zu der überwiegend naturwissenschaftlich-technisch orientierten Ausbildung des Krankenpflegepersonals einen angemessenen Ausgleich und eine Ergänzung zu schaffen, werden zunächst grundlegende Informationen zur Beobachtung und Beurteilung von Menschen, zur menschlichen Entwicklung und zum Umgang zwischen Menschen bereitgestellt (Kapitel 2 bis 4). Darauf aufbauend werden psychologische, soziologische und pädagogische Fragestellungen und Forschungsergebnisse auf die Praxis der Krankenpflege im Krankenhaus bezogen (Kapitel 5 bis 11).

Die Fragestellungen der medizinischen *Soziologie* richten sich hierbei auf die Verwendung soziologischer Methoden, Annahmen, Forschungsergebnisse und Begriffe bei der Analyse und Verbesserung des medizinischen (diagnostischen und therapeutischen) und des pflegerischen Handelns des Krankenhauspersonals und des Krankenhauses als Institution. Wenn es im Krankenhaus um Fragen von Zeiteinteilung, Arbeitsteilung, Rollenverhalten, Organisation von Routinemaßnahmen und um den Einfluß der Verwaltung auf das Verhalten aller Beteiligten geht, so ist dies Gegenstand medizinsoziologischer bzw. krankenhaussoziologischer Bemühungen.

In Ergänzung dazu beschäftigt sich die Sozialpsychologie als Teilbereich der *Psychologie* mit dem Verhalten des Individuums und dem kleinerer Gruppen in Abhängigkeit vom Verhalten anderer und von Gruppenstrukturen und -prozessen. Die Psychologie insgesamt ist die Lehre vom Verhalten des Menschen (und nicht die Wissenschaft von der Seele, denn dazu ist dieser Begriff zu unbestimmt), wobei der Begriff des Verhaltens recht weit gefaßt ist, so daß er Denken, Lernen, Antrieb, Erleben, Wahrnehmung, Gefühle, Einstellungen usw. durchaus umfaßt. Bei diesen Begriffen deutet sich schon eine Schwierigkeit hinsichtlich des methodischen Vorgehens der Psychologie an: Einige dieser Verhaltensweisen (wie z. B. Antrieb) sind gar nicht direkt beobachtbar. In der Sozialpsychologie geht es um soziale Entwicklung, um soziale Einstellungen und Wahrnehmung, soziale Beziehungen und Gruppenprozesse, so daß ein beträchtlicher Teil der heutigen medizinischen Psychologie eigentlich medizinische Sozialpsychologie ist.

Was schließlich die *Pädagogik* in der Ausbildung des Krankenpflegepersonals betrifft, so geht es darum, daß in die Behandlung des Patienten, aber auch in den Umgang von Vorgesetzten mit Mitarbeitern allgemeine pädagogische Grundsätze und Erkenntnisse einfließen, die Ergebnisse medizinpsychologischer und medizinsoziologischer Forschung einzubeziehen und im Krankenhaus wie auch im konkreten Verhalten des Menschen fruchtbar werden zu lassen.

In allen drei Wissenschaften bemüht man sich heute in erster Linie, sozialwissenschaftliche Forschungsmethoden zu verwenden, denen es um eine möglichst getreue Abbildung und Analyse der Wirklichkeit des Menschen, z. B. seiner Gruppierungen und Umgebungseinflüsse, geht. Diese Erkenntnisse werden »vor Ort« gewonnen, in unserem Fall also im Krankenhaus selbst, z. B. mittels Beobachtungs- und Beurteilungsverfahren, Tests und Fragebögen. Gerade die Wirklichkeit des Krankenhauses und das Verhalten von Patienten und Personal lassen sich wirkungsvoll unter sozialwissenschaftlicher Fragestellung untersuchen und verbessern.

Mancher Leser wird sich nun mittlerweile fragen, ob das Einfühlungsvermögen, über das er ohnehin verfügt, und ein gesunder Menschenverstand nicht völlig ausreichen, sich am Krankenbett und gegenüber Stationsschwester und Arzt »vernünftig« zu verhalten. Leider genügen solche »naiven« Theorien, also Alltagsvorstellungen über die Persönlichkeit des Menschen, über »normales« und »anomales« Verhalten, über »gute« und »schlechte« Eigenschaften nicht, um den Umgang mit Menschen, vor allem mit Kranken, optimal zu gestalten. Dazu ist die Entstehung solcher Annahmen beim einzelnen zu subjektiv und von zu vielen zufälligen Einflußfaktoren abhängig. Dies heißt jedoch keinesfalls, daß man auf Einfühlungsvermögen, auf die Fähigkeit, sich intuitiv in Personen und Situationen hineinzuversetzen, ganz verzichten sollte. Einfühlungsvermögen läßt sich durch eigene Erfahrungen erwerben und ständig verbessern, indem man eigene gefühlsmäßige Eindrücke aus früheren Situationen verallgemeinert und ihre Richtigkeit an den Beobachtungen anderer Mitarbeiter kontrolliert. So können sie in die Beurteilungen von Menschen und Situationen durchaus eingehen.

Ein planmäßiger sozialwissenschaftlicher Unterricht hat darüber hinaus jedoch auch die Aufgabe, das für Krankenpflegepersonal bedeutsame Basiswissen aus Psychologie, Soziologie und Pädagogik zu vermitteln, z. B. über psychische Erlebnisse des Patienten, um auf diese Weise optimales und helfendes Handeln des Krankenpflegepersonals zu ermöglichen.
Damit sind bereits die *Ziele* eines sozialwissenschaftlichen Unterrichts in der Krankenpflegeausbildung angesprochen. Ganz allgemein geht es der Psychologie und Soziologie darum, das Verhalten des Menschen zu erklären, zu verstehen und vorherzusagen. Auf der Grundlage solcher Kenntnisse kann man gezielt Methoden erarbeiten, mit denen sich das Verhalten des Menschen pädagogisch beeinflussen läßt. Im Zusammenhang dieses Lehrbuchs beziehen sich solche Erklärungen, Voraussagen und pädagogischen Handlungsmöglichkeiten nach Möglichkeit auf die Situation im Krankenhaus.
Neben Kenntnissen über die soziologische Struktur des Krankenhauses und deren Einfluß auf das (Rollen-)Verhalten der Beteiligten, über Interaktion und Kommunikation im Rahmen medizinischen und pflegerischen Handelns sollen vor allen Dingen sozialpsychologische Vorgänge im Gruppengeschehen des Krankenhausbetriebes beleuchtet werden. In diesem Rahmen halten wir es für wichtig, daß Krankenschwestern und -pfleger ihre eigene persönliche Situation verstehen und dieses Verständnis helfend und erklärend in die Beziehung zum Patienten einfließen lassen. Im Hinblick auf die Bedeutung psycho-sozialer Faktoren bei Entstehung und Verlauf organischer Erkrankungen sollen Krankenschwestern und -pfleger die Fähigkeit erwerben, den Patienten in seiner Gesamtsituation zu sehen, auf dem Hintergrund familiärer und biographischer Daten. Weiterhin gehört zu unserer Zielsetzung, daß Mitarbeitern im Krankenhaus Wege angedeutet oder gar aufgezeigt werden, die es erlauben, Konflikte zwischen Mitarbeitern, Patienten und Vorgesetzten angemessen zu lösen.
Insgesamt bezieht sich unsere Zielsetzung also auf medizinpsychologische und medizinsoziologische Grundkenntnisse, auf den Erwerb daraus abzuleitender psychologischer und soziologischer Einstellungen und auf praktische psychologisch-pädagogische Fähigkeiten im Umgang mit Patienten, Mitarbeitern und Vorgesetzten.
Hierbei wird es uns auch aus inhaltlichen Gründen nicht immer gelingen, Psychologie, Soziologie und Pädagogik sorgfältig voneinander abzugrenzen. »Lernen« z. B. ist ursprünglich ein psychologischer Begriff; in der Allgemeinen Psychologie bemüht man sich seit 100 Jahren darum, allgemeine Gesetzmäßigkeiten des Lernens (Lerntheorie) herauszufinden. Gerade in der Pädagogik nimmt dieser Begriff natürlich eine

zentrale Stellung ein; man denke nur einmal an die Schule. Der Gegenstand der frühen Sozialpsychologie, das Rollenverhalten des Menschen und dessen Verhalten in Gruppen, werden heute mehr und mehr in der Soziologie erforscht. Wir werden aus diesen Gründen auch keine Trennung unter diesen Disziplinen vornehmen, sondern lieber von sozialwissenschaftlicher Betrachtungsweise und sozialwissenschaftlichen Bemühungen ausgehen.

Wir geben uns nicht der Illusion hin, daß der Leser aufgrund der durch dieses Buch vermittelten psychologischen und soziologischen Erkenntnisse nun gleich alle seine bisherigen Einstellungen über Bord wirft, sein bisheriges Handeln ändert und es diesen neuen Einstellungen angleicht. Es ist außerordentlich schwierig, das eigene Verhalten neu erworbenem Wissen und veränderten Einstellungen anzupassen (denken wir nur einmal an das Rauchen!). Wenn wir den Leser anregen können, über die eigene Situation im Krankenhaus, über die Situation des Patienten und die sich hieraus ergebenden Interaktionsformen nachzudenken, dann haben wir schon viel erreicht.

2. Beobachten und Beurteilen

Ständig sind wir bemüht, unsere Umwelt beobachtend zu erfassen: Pflanzen, Tiere, Straßenverkehr, Wetter oder Preise, vor allem aber Menschen, andere genauso wie uns selbst.
Durch Beobachtung verschaffen wir uns Informationen. Sie dienen dazu, sich in einer immer komplizierter werdenden Umwelt zurechtzufinden. Durch Beobachtungen von Menschen hoffen wir, uns besser auf andere einstellen und uns im sozialen Umfeld behaupten zu können, aber auch uns selbst, unser eigenes Verhalten und seine Hintergründe besser einschätzen zu lernen.
Aus unseren Beobachtungen gewinnen wir damit nicht nur Informationen über andere Menschen, sondern auch die Orientierung für unser eigenes soziales Handeln, sowie eine Vorstellung über unsere innerseelischen Vorgänge. Man unterscheidet deshalb auch zwischen Fremdbeobachtung (Beobachtung anderer Menschen) und Selbstbeobachtung oder Introspektion (Beobachtung des eigenen Verhaltens und der eigenen innerseelischen Vorgänge).
Für das Vorgehen bei Beobachtungen und für ihre Auswertung ist entscheidend, in welcher Situation und zu welchem Zweck beobachtet und geurteilt werden soll. Drei Situationen sollen dies verdeutlichen:

Wir treffen auf der Straße einen guten Bekannten, dem wir gern eine kleine Geschichte erzählen würden. Dem Ausdruck seines Gesichtes und seiner Handbewegungen entnehmen wir aber, daß er sehr unruhig ist. Da er einen kleinen Koffer bei sich trägt (auch solche Dinge sollte man beobachtend erfassen und verwerten können!), schließen wir aus unseren Beobachtungen, daß unser Bekannter es eilig hat, vielleicht, um schnell zum Bahnhof zu kommen. Unsere Beurteilung der Situation führt auf Grund der uns zur Verfügung stehenden Informationen zu dem Entschluß, sich zu verabschieden und die Geschichte lieber ein anderes Mal zu erzählen.
Wir wissen in diesem Moment nicht, ob wir mit unserer Beurteilung richtig liegen. Es hätte ja auch sein können, daß unser Bekannter erkrankt und auf dem Weg ins Krankenhaus war. Ein paar aufmunternde Worte hätten ihm dann sicher gut getan. Doch als Privatpersonen sind wir keine geschulten Beobachter, und niemand dürfte uns eigentlich Vorwürfe machen, wenn wir in der Eile der Begegnung das schlechte Aussehen oder das Zittern der Hände unseres Gesprächspartners nicht bemerkt haben.

Obwohl wir im Interesse einer guten wechselseitigen Verständigung auch im Privatleben lernen sollten, möglichst viele und wesentliche Informationen beobachtend aufzunehmen, wären wir als ungeschulte Beobachter und schlichte Mitmenschen im Alltag überfordert, wenn wir alles beobachten, auswerten und richtig beurteilen wollten, was uns vor die Augen kommt. Unser alltägliches Beobachtungsverhalten wird immer mitbestimmt werden von Augenblicksstimmungen sowie von persönlichen Bedürfnissen und Interessen. Es ist von daher stets subjektiv und – gemessen an wissenschaftlichen Maßstäben – höchst unzulänglich.

Beobachtung als Untersuchungsmethode der Erziehungs- und Sozialwissenschaften, zu denen auch Pädagogik, Psychologie und Soziologie zu rechnen sind, soll durch die Beschreibung einer zweiten Situation charakterisiert werden:

Mitarbeitern in einer großen Klinik ist aufgefallen, daß Patienten, die außer der zu behandelnden Krankheit körperlich behindert sind, sich im Krankenhaus anders verhalten und größere Eingewöhnungsschwierigkeiten haben als Patienten ohne körperliche Behinderung.
Es wäre zu einfach, von vornherein anzunehmen, diese Schwierigkeiten würden allein in der Tatsache der körperlichen Behinderung zu suchen sein. Vielleicht existieren diese Schwierigkeiten auch nur im Bewußtsein der nicht trainierten Beobachter, die Körperbehinderte anders sehen als nicht behinderte Menschen, oder es gibt andere, zunächst nicht bekannte Gründe für die beobachteten Probleme.

Deshalb wird eine Untersuchung vorbereitet, die mit Hilfe gezielter Beobachtung Aufschluß geben soll über die vermutlichen Gründe der Verhaltens- und Eingewöhnungsschwierigkeiten. Das Ergebnis soll – wie bei wissenschaftlichen Untersuchungen üblich – nicht nur für eine Station oder ein bestimmtes Krankenhaus gelten, sondern allgemeine Aussagekraft auch für andere Kliniken besitzen.
Die Beobachtung der körperbehinderten Patienten muß deshalb so angelegt werden, daß sie möglichst objektive, allgemein gültige Ergebnisse erbringt und Fehlbeurteilungen weitestgehend ausschließt. Dazu ist z. B. notwendig, daß
- Beobachter hinreichend für ihre Aufgabe geschult werden,
- die Beobachtungen auf die wesentlichen Fragestellungen eingeengt werden,
- möglichst genau und detailliert beobachtet werden kann,
- mehrere Beobachter an den gleichen Beobachtungen beteiligt sind,
- das Geschehen so aufgezeichnet werden kann, wie es tatsächlich abgelaufen ist,
- die Beobachtungen sofort in vorgefertigte Beobachtungsbogen eingetragen werden können,
- über einen längeren Zeitraum beobachtet wird,

– eine größere Anzahl zu beobachtender Personen (hier als Versuchspersonen körperbehinderte Krankenhauspatienten) zur Verfügung steht,
– in mehreren Kliniken nach dem gleichen Schema beobachtet werden kann und
– die Beobachtungen bei körperbehinderten Patienten verglichen werden können mit Beobachtungen des Verhaltens von Patienten, die nicht körperlich behindert sind.

In jedem Fall erfordert die Anwendung der Beobachtungsmethode in einer wissenschaftlichen Untersuchung einen großen Aufwand, der für sich genommen die Zweifel an der Objektivität von Beobachtungen noch nicht aufzuheben vermag. Wissenschaftler werden deshalb zur Kontrolle von Beobachtungsergebnissen andere Methoden, wie die Befragung durch Interview oder Fragebogen (Abfragen der Selbst- und Fremdbeobachtungen der Versuchspersonen), psychologische Tests (Feststellung, ob vielleicht ganz andere Persönlichkeitsmerkmale als Körperbehinderung die Eingewöhnungsschwierigkeiten verursachen könnten) oder auch ärztliche Untersuchungen heranziehen.

Diese Art der wissenschaftlichen Beobachtung ist wegen ihres großen Aufwandes und hohen Anspruches weder im privaten noch im beruflichen Alltag anwendbar. Wie das dritte Beispiel zeigen soll, spielt jedoch die Fähigkeit, beobachten zu können, im beruflichen Alltag des Krankenhauses eine so wichtige Rolle, daß Möglichkeiten der Qualifikation des Pflegepersonals auf diesem Gebiet unbedingt gegeben sein müssen. Aus diesem Grunde solle sie auch in diesem Kapitel noch erörtert werden.

In einem Dreibettzimmer einer inneren Station liegt ein Patient, der ständig mürrisch und ohne rechten Appetit sich durch sein eigenes Verhalten selbst um einen Teil seines Heilerfolges bringt. Einem Pfleger fällt allerdings auf, daß er sein Abendbrot an zwei Tagen der Woche aufißt, nämlich immer, wenn seine Frau ihn am Nachmittag besucht hat. Und noch eine zweite Beobachtung kommt hinzu: Die beiden anderen Patienten links und rechts von ihm lesen gerne und viel, dicke und anspruchsvolle Bücher. Auf seinem eigenen Nachttisch liegen dagegen Comics und Illustrierte.

Eine Verlegung in ein anderes Zimmer zu zwei jüngeren, vermutlich ähnlich interessierten Patienten ist möglich und wird durchgeführt. Auf Bitten der Stationsschwester kann es auch die berufstätige Ehefrau einrichten, statt zweimal nun fünfmal in der Woche zu kommen.

Die Schlußfolgerungen, die man aus den Beobachtungen gezogen hat, erweisen sich in diesem Fall als richtig. Der Patient zeigt sich plötzlich aufgeschlossener und interessierter, ißt besser und kann entgegen den bisherigen Erwartungen schon bald aus der Klinik entlassen werden.

Was in der beschriebenen Situation so einfach aussieht, ist keinesfalls selbstverständlich. Nicht immer erweist sich die Lösung eines Problems auf Anhieb so erfolgreich wie hier, und nicht immer stehen Beobachtungen zur Verfügung, die für eine Entscheidung so brauchbar sind wie in diesem Fall.

Wir haben drei Beobachtungssituationen beschrieben, die sich in Vorgehen, Aufwand und Zielsetzung deutlich voneinander unterscheiden: Die erste ist vom Zufall bestimmt, erfordert weder Training noch Vorbereitung und dient vor allem der individuellen Orientierung. Die zweite ist durch systematische Vorbereitung und Durchführung gekennzeichnet. Sie erfordert ein intensives Training der Beobachter und einen großen Aufwand an Zeit und Material. Eine klare Zielsetzung trachtet Ergebnisse zu erzielen, die über den Augenblick und über die einzelne Situation hinaus bedeutsam sein und allgemeine Aussagekraft besitzen sollen. Die dritte Situation liegt in Anspruch und Aufwand zwischen der ersten und zweiten. Sie erfordert eine wache Beobachtungsfähigkeit, soll aber mit möglichst geringem Aufwand Informationen liefern und Entscheidungen ermöglichen, die sich als Hilfe und Entlastung im beruflichen Alltag erweisen.

Die Anwendung von Beobachtung in diesem letzten Sinne ist in solchen Berufen besonders angebracht, in denen Menschen der Gegenstand beruflicher Bemühungen sind: In der Schule, in der Sozialarbeit und besonders im Krankenhaus.

Wir müssen davon ausgehen, daß bei weitem nicht alle Pfleger und Schwestern so gezielt beobachten und kombinieren können, wie wir es im dritten Beispiel geschildert haben. Nicht alles, was uns unter die Augen kommt, wird wahrgenommen, in seinem Bedeutungsgehalt erkannt und zu anderen Beobachtungen in Beziehung gesetzt. Wer z. B. in seiner eigenen Kindheit überhaupt nicht zum Beobachten angeleitet worden ist bzw. wer immer nur auf ganz bestimmte, begrenzte Dinge aufmerksam gemacht wurde, wird sehr wenig oder eben nur begrenzt wahrnehmen. Eine auf Äußerlichkeiten trainierte und eingespielte Stationsschwester z. B. sah sofort, wenn die Wäsche im Wäscheschrank nicht »auf Kante« lag, den Patienten »Wünsche von den Augen abzulesen« fiel ihr dagegen wesentlich schwerer. Auch wer lange im gleichen Krankenhaus oder auf der gleichen Station tätig gewesen ist, dem fällt im Gleichmaß der aufeinanderfolgenden Arbeitstage mit der Zeit immer weniger auf: er wird »betriebsblind«.

Beobachtung, so zeigt es sich, ist damit nicht nur eine Untersuchungsmethode der Sozialwissenschaften. Auch alle Mitarbeiter im Krankenhaus sollten über die Fähigkeit verfügen, ihre Umwelt und die Menschen in ihrer Umgebung genau beobachten zu können.

Als erste Anleitung hierzu soll die folgende Darstellung einiger *Grundsätze und Probleme der Verhaltensbeobachtung* dienen.
Die meisten Situationen, die uns Anlaß zu Beobachtungen geben, sind zu vielschichtig, um alles was geschieht und abläuft in seinen Einzelheiten zu erfassen und im Gedächtnis oder protokollarisch festzuhalten. Jeder Mensch hat seine individuellen Eigenarten, nicht zwei Patienten sind einander gleich, jeder Mitarbeiter reagiert auf die gleiche Herausforderung unterschiedlich, und wie sich jemand verhält, hängt oft auch noch von der Situation ab, in der er sich gerade befindet. Manche der beobachteten Verhaltensweisen von Menschen treten nur einmalig auf, andere häufiger, einige durchgängig und über einen längeren Zeitraum hinweg. Ferner unterscheiden wir Verhalten, das seine Ursache in Ereignissen der beobachteten Situation selber hat, von solchen Verhaltensweisen, die aus früheren, oft schon jahrelang zurückliegenden oder gar in der frühen Kindheit gemachten Erfahrungen hervorgegangen sind. Auch sind nicht alle Situationen gleichermaßen gut überschaubar. Dies hängt u. a. von den äußeren Gegebenheiten, von der Anzahl der Menschen oder der Dinge in einem Raum ab und nicht nur von der eigenen Beobachtungsfähigkeit.
So muß schon der Versuch, in einer häufig vorkommenden Situation, z. B. in einem mit drei Personen belegten Krankenzimmer, *alles* beobachtend erfassen und registrieren zu wollen, von vornherein zum Scheitern verurteilt sein.
Wir müssen deshalb Kenntnisse erwerben und Erfahrungen sammeln, die uns fähig machen, zwischen Wichtigem und Unwichtigem zu unterscheiden. Das schwierige dabei ist, daß Dinge, die in der einen Situation für den einen Patienten von größter Wichtigkeit sind, sich in einer zweiten Situation für einen anderen Patienten als bedeutungslos erweisen können. Die Fragestellungen, auf die wir unsere Beobachtungen aus ökonomischen Gründen einzuengen haben, können deshalb in jeder Situation andere sein und müssen von daher neu bestimmt werden.
Damit entsteht die Notwendigkeit, einerseits grundsätzlich, andererseits in jeder Situation von Neuem zu fragen, auf was besonders zu achten ist, was im Vordergrund unserer Beobachtungen stehen soll und was – ohne Schaden für den Patienten oder Mitarbeiter – getrost übersehen und vernachlässigt werden darf. Denn nicht alles, was Patienten oder Mitarbeiter fragen, sagen oder tun, und nicht alles, was sie umgibt, ist von gleicher Wichtigkeit für weiterführende Überlegungen oder hilfreiche Folgehandlungen. Gewinnbringende Informationen werde ich nur dann erhalten, wenn ich gelernt habe,

- mich in meinen Beobachtungen nicht alleine von meinen persönlichen Bedürfnissen leiten zu lassen,

– neuen Situationen gegenüber offen zu sein für das jeweils ablaufende Geschehen,
– versteckte Hinweise und indirekte Hilferufe zu erkennen,
– Fragestellungen zu formulieren und zu verfolgen, die als Möglichkeit eine Hilfe für Patienten oder Mitarbeiter enthalten,
– mir stets bewußt zu machen, worauf ich im Interesse meiner Fragestellungen zu achten habe.

Wir wissen von uns selber, daß uns viele äußerliche Dinge deshalb »ins Auge springen«, weil wir sie zu sehen gelernt haben, weil sie uns aufregen oder ärgern; Dinge, die für die Beziehungen der Menschen untereinander oder für die Heilung von Kranken oft höchst unwichtig sein können. In dem Maße aber, wie unser Wahrnehmungshorizont egoistisch begrenzt wird, sind wir unfähig, objektiv Wichtiges mit unseren Sinnen zu erfassen.

Uns fällt bei solchen Überlegungen der Kollege ein, der zwar jeden Fussel auf dem Fußboden sieht, aber nicht bemerkt, daß er selbst unfreundlich zu vielen Patienten ist. Oder wir denken an die Stationsschwester, die sich über Haartracht und Kleidung von Schülerinnen ausläßt und aufregt, aber nicht auf deren Arbeitsleistung und persönlichen Einsatz positiv einzugehen vermag. Wir denken dabei hoffentlich auch an uns selbst, an unsere Eigenarten etwa, zuerst immer das Negative zu sehen, uns mit Nebensächlichkeiten aufzuhalten, jedes Wort der Kritik gleich persönlich zu nehmen oder die äußere Ordnung höher zu bewerten als mitmenschliche Bedürfnisse.

Wenn wir darangehen, unsere Fragestellungen für Beobachtungen zu formulieren, dann sollten sie sich zunehmend und konsequent auf die Bedürfnisse, Wünsche und Interessen von Patienten und Mitarbeitern beziehen. Nicht alle kennen ihre eigenen Bedürfnisse von allein und nicht jeder traut sich, seine Wünsche offen zu äußern, vielleicht weil er früher schlechte Erfahrungen damit gemacht hat, die ihn nun daran hindern. Wir müssen sie also durch wiederholte und gezielte Beobachtungen erschließen.

In diesem Zusammenhang kann es u. a. wichtig sein festzustellen, daß
– jemand seinen Nachttisch voller Bücher liegen hat, aber nicht liest,
– eine große Patientin eine viel zu kleine Zudecke hat,
– eine Mitarbeiterin deshalb sehr schweigsam ist, weil sie – wie wir feststellen müssen – ein von ihr kaum zu bewältigendes Arbeitspensum zu erledigen hat, oder daß
– eine Patientin im Gegensatz zu anderen Frauen in ihrem Krankenzimmer weder Besuch noch Blumen bekommt.

Diese Reihe von Beobachtungen ist Anlaß für Anregungen, Gespräche oder Veränderungen. Sie ließe sich beliebig fortsetzen, besonders auch im

Hinblick auf Beobachtungen, die psychologische und medizinische Sachverhalte einbeziehen und auf diesen Gebieten zu wichtigen Schritten der sozialen oder medizinischen Behandlung führen könnten.
Wenn in den Sozialwissenschaften zwischen systematischer und unsystematischer sowie zwischen teilnehmender und nicht teilnehmender Beobachtung unterschieden wird, dann läßt sich die Beobachtung im Alltag des Krankenhauses am besten als unsystematisch und teilnehmend charakterisieren.
Systematische Beobachtung stellt hohe Anforderungen an Planung, Durchführung und an die Aufzeichnung der Beobachtungsergebnisse. Sie ist in der Regel vom Krankenpflegepersonal nicht zu leisten. Dennoch sollten wir da, wo besondere Auffälligkeiten auftreten, im Einzelfall auch systematisch vorgehen. Dazu ist es notwendig, nicht nur eine Momentaufnahme zu machen, sondern das Auftreten einer Auffälligkeit im Verhalten über einen längeren Zeitraum hinweg zu beobachten und unsere Beobachtung auch schriftlich, mindestens aber in ihrem Ablauf im Gedächtnis festzuhalten.
Teilnehmend wird unsere Beobachtung deshalb zu bezeichnen sein, weil wir als Beobachter selbst Teilnehmer des Geschehens sind, an dem wir unsere Beobachtung machen und eben nicht als Außenstehende unbeteiligt das Verhalten anderer Menschen registrieren. Die große Schwierigkeit in der teilnehmenden Beobachtung liegt darin, daß manches von dem, was wir zu sehen bekommen, eine Folge unseres eigenen Auftretens oder Verhaltens in dieser Situation ist. Wenn z. B. eine Patientin eine bestimmte Schwester besonders gerne mag, wird sie ihr meist mit freundlichem Gesicht entgegenkommen. Daß diese Patientin jedoch nur dann freundlich ist, wenn die ihr sympathische Schwester auftritt, kann diese als Beobachterin der Situation selbst nicht wahrnehmen. Ihre Schlußfolgerung, es handele sich bei dieser Patientin um eine ausgesprochen freundliche und fröhliche Persönlichkeit, muß von der Beobachterin mit größter Vorsicht behandelt werden. Nur andere Beobachter, die nicht-teilnehmend außerhalb der hier betrachteten Situation stehen, könnten zu einer Objektivierung des subjektiv begrenzten Urteils beitragen.
Unsystematische und teilnehmende Beobachtung, wie sie den größten Teil unserer Beobachtungen im Krankenhausalltag ausmachen wird, fordert von uns, daß wir einerseits sehr offen allen neuen Beobachtungssituationen entgegentreten müssen, andererseits jedoch zunächst das hohe Maß an Subjektivität sehen und in Kauf nehmen müssen, das anfänglich in unsere Beobachtungen mit eingeht und die Möglichkeit der Verallgemeinerung unserer Beurteilungen erheblich einschränkt.
Nun ist es keinesfalls so, daß nur unsystematische und teilnehmende

Beobachtung in der Gefahr stehen, subjektiv, also ganz aus dem Erfahrungshorizont des jeweiligen Beobachters heraus gesehen zu werden. Es ist eine große Schwäche und Schwierigkeit *aller* Beobachtungen, daß sie subjektive Interpretationen enthalten.

Beobachten z. B. mehrere Menschen die gleiche Situation, so sehen alle etwas anderes, bzw. heben verschiedene Dinge unterschiedlich stark hervor. Menschen sind in ihrer Wahrnehmung auswählend (selektiv). Dies hängt einerseits mit ihren momentanen Bedürfnissen zusammen. Ist jemand hungrig, so übersieht er auf der Suche nach einem Bäckerladen möglicherweise viele Dinge, die sonst für ihn wichtig sind. Genauso können wir blind sein für einen Gegenstand, z. B. einen Schlüssel, den wir gebrauchen, um das Haus für eine ungeliebte, angsterzeugende Tätigkeit zu verlassen. Es ist unser unbewußtes Bedürfnis, der ungeliebten Tätigkeit auszuweichen. Also sehen und finden wir auch den Schlüssel nicht, der für andere sichtbar vorhanden ist. Es lassen sich andere Beispiele hinzufügen:

Ein sonst gewissenhafter Pfleger, der plötzlich familiäre Schwierigkeiten hat, übersieht vieles, was ihm früher mit Sicherheit nicht entgangen wäre. Oder eine Schwester, die gerade erfahren hat, daß sie eine schon lange gewünschte Tätigkeit auf einer anderen Station übernehmen darf, »erträumt« sich ihr neues Betätigungsfeld und wird im gleichen Augenblick »blind« gegenüber Ereignissen in der sie noch umgebenden, aber weniger geliebten Wirklichkeit ihres bisherigen Arbeitsfeldes.

Die Beschäftigung nach innen, mit uns selbst, engt unsere Wahrnehmung nach außen ein.

Doch auch langfristige, durch Erziehung und Gewöhnung entstandene Bedürfnisse, Interessen und Normen bestimmen unser Beobachtungsverhalten und unsere Urteilsfähigkeit gegenüber anderen Menschen. Wer z. B. Rothaarige nicht mag, dem werden sie auch sonst überall und sehr schnell unangenehm auffallen. Ist einem jemand sympathisch, werden alle Vorzüge in seine Person hineingesehen, ohne daß sie »objektiv« vorhanden sein müssen. Es wird in jedem dieser Fälle, von einem Merkmal ausgehend, auf die ganze Person geschlossen. In der Psychologie spricht man dann von einem *Halo-Effekt.*

Sympathie oder Antipathie gegenüber bestimmten Ausdrucksformen menschlichen Verhaltens haben wir im Verlaufe unserer Erziehung durch die Auseinandersetzungen mit Eltern, Geschwistern, Lehrern oder anderen Bezugspersonen erworben. Beobachtungen und Urteile, die solchen Erfahrungen entspringen, entsprechen nur selten der Wirklichkeit. Wir nennen sie deshalb auch *Fehl- oder Vorurteile.*

Vorurteile haben eine besondere Funktion. Sie lassen uns die Welt so sehen, wie wir sie zu sehen gelernt haben, wie wir sie weiter gern sehen möchten, und sie helfen uns dadurch, nicht vorhandenes oder unzureichend ausgebildetes Selbstbewußtsein derart zu gewinnen, indem wir auf dem Wege über unsere (Vor-)Urteile versuchen, anderen Menschen unsere eigenen Unzulänglichkeiten im positiven wie im negativen Sinne aufzubürden. Wir »projizieren« auf den anderen, was uns selbst belastet, oder wir »identifizieren« uns mit solchen Persönlichkeiten, die so stark oder gut sind, wie wir selbst es gern wären. Dies gelingt in der Regel unbewußt so gut, daß wir unsere Mitmenschen tatsächlich so sehen, wie wir sie sehen wollen, und nicht so, wie andere sie vielleicht sehen oder wie sie wirklich sind. Wir sehen sie meistens auch nicht nur so, wir behandeln sie auch entsprechend.

Als Beispiele hierfür könnten wir an die Kollegen denken, die immer »in allen Dingen recht haben müssen« und die ihre eigenen Schuldgefühle dadurch abwehren, daß sie sie auf andere übertragen, die dann an ihrer Stelle eben »unrecht haben«. Auch der Mitarbeiter, der immer und ewig an allen etwas auszusetzen oder herumzumeckern hat, fällt uns in diesem Zusammenhang ein. Die von ihm angeblich beobachteten Unzulänglichkeiten der anderen geben ihm das Bewußtsein scheinbarer Vollkommenheit.

Oft sind es auch spezielle Eigenschaften und Verhaltensauffälligkeiten von Mitmenschen, die solche Übertragungen provozieren und in Gang setzen:

Den einen können Ungenauigkeiten in kleinen Dingen (die unbestritten in manchen Bereichen sehr wichtig sind) maßlos in Erregung versetzen, während menschliche Konflikte ihn völlig unbeteiligt lassen. Ein anderer ärgert sich ununterbrochen über aktive und selbsttätige Kollegen, während ein dritter, genau umgekehrt, sich mit Selbständigkeit und Aktivität seiner Kollegen gern identifiziert, sich dafür aber über Passivität und blinden Gehorsam stundenlang negativ auslassen kann.

Auch Gewohnheitsdeutungen oder Standardinterpretationen entspringen oft der Verarbeitung früherer Erfahrungen und Erlebnisse. In Form von Stereotypen treten sie in sozialen Situationen vielfältig auf:

Da wird die alte Frau zur »Oma«, der Dicke zum »Freßsack« oder das kleine, schwarzhaarige Mädchen zum »süßen Fratz«. Diesen verkürzenden Jargon kennen wir auch im Krankenhaus. Da wird der Maurermeister X. zum »Magen« oder die Hausfrau Y. zur »Galle von Zimmer 17«.

Besonders gefährlich werden Vorurteile mit ihren Identifikationen, Projektionen, Fehldeutungen und Verkürzungen in der Hand von

Vorgesetzten, die in der Lage sind, ihre Vorzugsstellung dazu auszunutzen, ihre eigenen subjektiven Vorstellungen ihren Mitarbeitern aufzudrücken, ohne ihnen die Möglichkeit zur Rechtfertigung, zum berechtigten Widerspruch und damit zur Entfaltung ihrer eigenen individuellen Möglichkeiten zu eröffnen.
Gleiches gilt übrigens auch für die Rolle des Pflegepersonals gegenüber den Patienten, die durch Krankheit, körperliche Schwäche und häufige psychische Beeinträchtigung von vornherein in der Rolle von Unterlegenen sind und sich von daher als Opfer für die Übertragung von Vorurteilen und Fehldeutungen anbieten.
Was an Verhaltensweisen in der allgemeinen Orientierung des Privatlebens noch hingenommen werden mag, hat im beruflichen Zusammenleben, wo Beobachtung als Quelle für objektive Information und sachgerechtes Urteil dienen sowie sachliche Verständigung und Hilfe ermöglichen soll, keinen Platz.

Wenn in der beruflichen Zusammenarbeit etwa die junge Schwester von der älteren stets als »mein liebes Kind« angesprochen und der lebhafte Patient als »Unruhestifter« gesehen wird, oder wenn über einen ewig hungrigen Patienten gesagt wird, er »könne den Kanal wohl nie voll kriegen«, dann entspricht die Information nicht mehr dem, was ein objektiver Beobachter in diesen Situationen als Geschehen wahrnehmen konnte.

Alle unsere Verhaltensbeobachtungen sind im ersten Ansatz subjektiv, von Erfahrungen und Bedürfnissen bestimmt, die ungewollt und meist unbewußt in die Beobachtungen mit einfließen. Es fehlt die Fähigkeit zur Distanzierung vom eigenen Verhalten. Es fällt schwer, sich von vertrauten Vorstellungen zu lösen, an die man sich gewöhnt hat und die bis jetzt von niemand in Frage gestellt worden sind.
Doch auch unabhängig von der psychischen Situation des Beobachters gibt es Gründe, die eine Beobachtung und Beurteilung von Personen und Situationen erheblich erschweren können. So können Objektivität und Vollständigkeit von Beobachtungen dadurch eingeschränkt sein, daß
- die Bedingungen von Raum, Zeit und Arbeitsbelastung Beobachtungen nicht zulassen,
- der Beobachter in seiner Beobachtungsfähigkeit organisch behindert ist,
- Kenntnisse fehlen und ein Training nicht stattgefunden hat,
- dramatische Ereignisse oder besonders aktive Personen im Vordergrund den Blick auf die Gesamtheit einer Situation behindern, oder daß
- durch Gewöhnung an die gleichen Kollegen und die täglich wiederkeh-

renden Arbeitsbedingungen eine Abstumpfung im Bemerken und damit eine teilweise Blindheit gegenüber sozialen Ereignissen eingetreten ist.

Ziel muß es deshalb sein, durch eine Verbesserung der Bedingungen und durch ein qualifizierendes Training des Krankenpflegepersonals die Fähigkeit zur Beobachtung und zur Beurteilung menschlichen Verhaltens zu erhöhen.

Voraussetzung für alles Lernen und speziell für die Verbesserung unserer Wahrnehmung ist die Einsicht, daß unsere eigenen Beobachtungen unzulänglich und unsere Urteile von subjektiven Interessen gefärbt sind. Ziel eines Trainings muß es daher sein, mehr Distanz zu sich selbst, zu den eigenen Sichtweisen und Aussagen zu bekommen.

Möglichkeiten der Hilfe zum Erkennen dieser eigenen Unzulänglichkeiten und »blinden Flecke« sind nicht weit entfernt. Sie finden sich in den Beobachtungen, Urteilen und kritischen Äußerungen unserer Mitmenschen in Familie, Freizeit und Beruf. Jede Beobachtung, die anders lautet als unsere eigene, jede Kritik, die von anderen uns gegenüber geäußert wird, enthält ein Stück der »Objektivität«, die wir durch Training zu erreichen suchen.

So ist es z. B. eine gute Erfahrung, mit mehreren zusammen und zum gleichen Zeitpunkt die gleiche Situation zu beobachten. Wenn man hinterher miteinander seine Aufzeichnungen vergleicht, wird man einerseits bemerken, daß jeder etwas anderes gesehen bzw. in den Vordergrund gestellt hat. Andererseits wird man feststellen müssen, daß jeder der Beteiligten seine Beobachtungen auf unterschiedliche Art und Weise festgehalten hat:

Beschreibend:	... drehte sie sich von der linken auf die rechte Seite und lag nun mit dem Gesicht zum Fenster.
Abstrahierend:	... veränderte sie ihre Lage.
Wertend:	... warf sie sich unruhig von einer auf die andere Seite, um bequemer zu liegen.

Durch wiederholtes Vergleichen gemeinsam gewonnener Beobachtungen wird man mit der Zeit erkennen, wo und wieweit man vom tatsächlichen Geschehen abweicht, wo man etwas übersehen hat oder in die Aufzeichnungen individuelle Wertungen eingehen läßt.

Der erste wichtige Schritt liegt darin zu lernen, Beobachtungen so korrekt und beschreibend wie möglich wiederzugeben und zunächst jede Wertung zu vermeiden.

Also nicht zu schreiben: »Heute mittag hat Herr Z. gegessen, bis er nicht mehr konnte«, sondern: »Nachdem Herr Z. gestern abend und heute morgen überhaupt nichts gegessen hatte, hat er heute mittag zwei Teller Suppe zu sich genommen.« Falsch ist es sicher auch, wenn eine Unterrichtsschwester über eine Schülerin sagt, sie sei »aufsässig und widerspenstig«. Auch der Zusatz, »dies habe seine Ursache sicher in einer eigenen Unzufriedenheit«, kann in dieser unbewiesenen Kürze nicht zufriedenstellen. Die Bemerkung sollte vielleicht besser so lauten: »Am 21. und 23. Juni hat die Schülerin Anke M. sich während des Unterrichts mit lauten Worten darüber beschwert, daß wir im Stoff zu schnell vorangingen und Fragen nicht gestellt werden dürften. Auf Befragen haben die anderen Schüler erklärt, daß sie sich dieser Meinung nicht ganz anschließen würden, aber darum bäten, über bestimmte Inhalte mehr diskutieren zu können.«

Die erste Formulierung enthält eine nicht gerechtfertigte, aus subjektiver Sicht motivierte Bewertung, die zweite eine nicht bewiesene Vermutung und nur die dritte gibt wieder, was in der hier beschriebenen Situation wirklich geschehen ist.

Es ist als *wichtigste Grundregel* anzusehen, daß zunächst nichts anderes als die beobachteten Fakten aufgezeichnet oder mitgeteilt werden, streng getrennt von jeder Interpretation und Bewertung. Erst wenn die gleiche Beobachtung wiederholt und möglichst auch von anderen Personen in verschiedenen Situationen gemacht worden ist, sollten Beobachtungen interpretiert und bewertet werden.

Damit ist angedeutet, daß mehrere Beobachter oder Beurteiler geeignet sind, die Objektivität einer Aussage bzw. einer Beobachtung zu erhöhen und daß diese weiter steigt, wenn eine beobachtete Verhaltensweise nicht nur in einer, sondern in verschiedenen Situationen aufgetreten ist und festgestellt werden konnte.

Interpretationen und Bewertungen von Verhalten sowie Urteile über Menschen sollten in schwerwiegenden und entscheidenden Fällen erst dann geäußert werden, wenn die Beobachtungen durch die Beachtung der genannten Grundsätze als gesichert angesehen werden können.

Kenntnisse über Grundsätze und Beobachtungstechniken sind aber nur dann hilfreich, wenn jeder Beobachter *zugleich auch Selbstbeobachtung* (Introspektion) praktiziert, sich der von außen kommenden Kritik stellt sowie über sein eigenes Beobachtungs- und Urteilsverhalten nachdenkt, um beides zu korrigieren und zu verbessern.

Auch würden Beobachtungen sinnlos bleiben, wenn sie ohne *Konsequenzen* blieben. Sie müssen zwangsläufig zum Handeln führen oder in die weitere Behandlung von Patienten einfließen. Wo Beobachtungen bei Patienten und Mitarbeitern dazu führen könnten, deren Verhalten konstruktiv und positiv zu verändern, sollten wir auch nicht zurückhalten, ihnen unsere Beobachtungen mitzuteilen und uns mit ihnen darüber auseinanderzusetzen, immer mit dem Ziel, gemeinsam eine Lösung für ein besseres Pflege- oder Mitarbeiterverhältnis zu finden.

3. Die Entwicklung des Menschen

Psychologie ist heute ein so weitverzweigtes und umfangreiches Wissenschaftsgebiet, daß eine einführende Darstellung mit großen Schwierigkeiten verbunden ist. Vor die Entscheidung gestellt, entweder einen groben Überblick über möglichst viele Teilgebiete der Psychologie zu geben oder sich auf eine etwas ausführlichere Darstellung von Ausschnitten zu beschränken, haben wir uns für das letztere, und hier wiederum für Teilgebiete der Entwicklungspsychologie entschieden, deren Kenntnis eine Hilfe für die Tätigkeit in der Krankenpflege sein kann.

Die Entwicklungspsychologie befaßt sich mit den psychologischen Gesetzmäßigkeiten des Wachstums und mit den Veränderungen des menschlichen Verhaltens, die sie einem zeitlichen Kontinuum zuzuordnen versucht, das von der Zeugung über die Geburt bis zum Tod reicht. Auch Abbau im höheren Alter ist nach dieser Definition Entwicklung und damit Forschungsgegenstand der Entwicklungspsychologie.

Wenn die Psychologie uns auch in den letzten Jahren viele interessante Einsichten in die Entstehung menschlichen Verhaltens und individueller Unterschiede vermittelt hat, so muß dazu doch bemerkt werden, daß diese Einsichten weder vollständig noch in allen Punkten endgültig gesichert sind. Auch gibt es nicht nur *eine* Theorie, sondern mehrere, miteinander konkurrierende Ansätze zur Erklärung und Begründung menschlicher Entwicklung, die für den Laien oft ein verwirrendes Bild abgeben, für den Forscher jedoch herausfordernde Anregung zum weiteren Nachdenken sind.

Aus der Fülle verfügbaren Wissens wird hier lediglich ausgewählt, was aus entwicklungspsychologischer Sicht beitragen könnte zum besseren Verständnis von Kindern, Jugendlichen und Erwachsenen, die sich nach unserer Definition alle in unterschiedlich fortgeschrittener Entwicklung befinden, gleichzeitig jedoch auch als Produkt bereits abgelaufener Entwicklung gesehen werden müssen. Entwicklungspsychologische Feststellungen auf Grund unserer Kenntnisse und sich daraus ergebende Handlungen gegenüber Menschen sind zulässig nur insofern, als wir uns dabei der Unzulänglichkeit, Widersprüchlichkeit und teilweisen Ungesichertheit vieler entwicklungspsychologischer Erkenntnisse bewußt sein müssen.

3.1 Anlage und Umwelt

Für die psychische Entwicklung, für Erziehung und allgemeine Änderung menschlichen Verhaltens und damit für die wissenschaftliche Existenz von Pädagogik und Erziehungspsychologie ist es von jeher eine entscheidende Frage gewesen, inwieweit die menschliche Persönlichkeit durch Erbanlagen festgelegt ist oder durch Einflüsse aus der Umwelt geformt und verändert werden kann.

Die Auffassungen hierüber haben im Laufe der *Geschichte* häufig gewechselt. Es hat Zeiten und Gesellschaften gegeben, in denen man davon überzeugt war, daß Entwicklung und Lebensschicksal von vornherein durch Vererbung festgelegt wären. So erklärte z. B. die nationalsozialistische Propaganda die Juden zu einer Rasse mit angeborenen minderwertigen Charaktereigenschaften (insbesondere »arbeitsscheu«, »feige«) – ein Vorurteil, das jüdische Menschen, nicht zuletzt in Israel, vielfach widerlegt haben.

Andererseits hat es Zeiten gegeben, in denen man die Seele des Neugeborenen als »tabula rasa«, als leere Tafel, bezeichnet hat, auf der das Leben seine Spuren hinterlassen und den Menschen entsprechend formen würde. Erst vor wenigen Jahren ist auch in der Bundesrepublik mit Nachdruck die Meinung vertreten worden, alle Menschen seien gleich veranlagt, könnten bei gleichen Anregungen ohne Unterschied das Gleiche lernen und allein in Abhängigkeit von Umwelteinflüssen ihre Persönlichkeit ausformen. In dieser extremen Form ist auch diese Auffassung keinesfalls haltbar, obwohl es für einen Pädagogen verständlich und reizvoll ist anzunehmen, daß Menschen erzogen und durch Einflüsse von außen geformt werden können.

Man hat in der Psychologie in diesem Zusammenhang auch von einem »milieutheoretischen Optimismus« (Verhalten wird durch Anregungen aus der Umwelt gelernt) und von einem »milieu-theoretischen Pessimismus« (Verhalten ist weitgehend ererbt) gesprochen.

Wie sehr solche Auffassungen von *politischen Strömungen* und Richtungen abhängig sind, ist schon am Beispiel der Juden im Dritten Reich gezeigt worden. Es wird dies noch deutlicher, wenn man weiß, daß in Mitteleuropa immer die Vererbungstheorie, der milieutheoretische Pessimismus vorherrschend war, während in der »Neuen Welt«, besonders in den Vereinigten Staaten, die Lernfähigkeit des Menschen im Vordergrund gesehen wurde. Dies hängt sicher auch mit der Tatsache zusammen, daß in Europa seit jeher Vorrechte innerhalb von Familien vererbt wurden (Adelsfamilien, Erbhöfe, Ältestenrecht), also angenommen werden mußte, daß die Söhne selbstverständlich alle guten und tüchtigen Eigenschaften der Väter besitzen, also erben würden. In den

Vereinigten Staaten dagegen erfuhr man durch die vielen Einwanderer am lebendigen Beispiel, wie selbst erwachsene Menschen in einer neuen, freieren Umgebung neue Charakterzüge und Verhaltensweisen erwarben, also lernten. So ist es nicht verwunderlich, wenn hier die Annahme, Entwicklung sei ein Lernprozeß, stärkere Beachtung fand und zu einer Vielzahl lernpsychologischer Untersuchungen führte.

Obwohl der Streit über das Für und Wider von Vererbung und Lernen seit Jahrhunderten mit aller Heftigkeit geführt wird und obwohl humangenetische wie psychologische *Forschungen* eine Reihe wichtiger Teilergebnisse erbracht haben, ist die Frage, welche Persönlichkeitsmerkmale in welchem Umfange ererbt bzw. gelernt werden, bis heute nicht zufriedenstellend beantwortet worden.

Mit Sicherheit kann man der schon 1922 formulierten Konvergenzhypothese von William Stern zustimmen, daß »seelische Entwicklung nicht ein bloßes Hervortreten angeborener Eigenschaften, aber auch nicht ein bloßes Empfangen äußerer Einwirkungen, sondern das Ergebnis innerer Angelegtheiten mit äußeren Entwicklungsbedingungen« ist.

Ebenso kann als gesichert angesehen werden, daß die durch Vererbung gegebene Ausgangslage nicht bei allen Menschen die gleiche ist. Schon bei der Zeugung von Kindern eines Elternpaares besitzen die 46 Chromosomen der väterlichen Samenzelle ebenso wie die 46 Chromosomen der mütterlichen Eizelle $2^{23} = 8\,388\,608$ verschiedene Möglichkeiten der Teilung. Die Zahl der Merkmale, in denen sich zwei Geschwister voneinander unterscheiden können, ist allein bei dieser Rechnung mit Chromosomen (und nicht mit Genen, von denen es 20–40 000 geben soll) so astronomisch hoch, daß es in vielen tausend Jahren Menschheitsgeschichte nicht zwei Geschwister, geschweige denn überhaupt zwei Menschen geben dürfte, die in ihrer Erbanlage übereinstimmen.

Eine Ausnahme allerdings ist bekannt: *Eineiige Zwillinge* stimmen in ihrer Erbanlage hundertprozentig überein. Wenn sie bei der Geburt Unterschiede aufweisen, etwa in Körpergröße oder Gewicht, so sind diese nicht mehr erbbedingt, sondern durch Umwelteinflüsse im Mutterleib während der Schwangerschaft zustandegekommen. Wir bezeichnen sie dann zwar als angeboren, nicht aber als ererbt.

Kommt es im Verlaufe der Entwicklung bei eineiigen Zwillingen zur Ausbildung weiterer Unterschiede im Verhalten, so sind auch hierfür mit Sicherheit Umwelteinflüsse und vor allem Lernprozesse verantwortlich zu machen. Bei zweieiigen Zwillingen oder ganz normalen Geschwistern könnte das Auftreten solcher Unterschiede auch auf Erbunterschiede zurückgeführt werden. Die Unterscheidung und Bestimmung, was Lernen und was Anlage hervorgebracht hat, ist dann nicht immer einfach. Eineiige Zwillinge sind durch diese Eigenschaft zum Paradepferd der

Anlage-Umwelt-Forschung geworden. Durch Vergleich getrennt aufgewachsener Paare, aber auch im Vergleich mit zweieiigen Zwillingen und normalen Geschwistern konnte gezeigt werden, daß durch Erbanlagen jeweils ein Rahmen festgelegt ist, der die Grenzen individueller Lernmöglichkeiten definiert. Diese Möglichkeiten zum Lernen scheinen sehr viel größer zu sein, als man bisher angenommen hat oder aus der Sicht früherer gesellschaftlich bedingter Auffassungen wahrhaben wollte.

Wir brauchen uns nur in unserer Umwelt umzusehen, um festzustellen, wie anders und wieviel mehr in den letzten Jahren gelernt wird:

- Kleine Kinder müssen und können lernen, was frühere entwicklungspsychologische Auffassungen erst höheren Altersstufen zugedacht hatten.
- Mehr Kinder als früher besuchen weiterführende Schulen und machen das Abitur.
- Die sportlichen Leistungsmöglichkeiten, besonders der Frauen, sind enorm angestiegen.
- Die Anforderungen in zahlreichen Berufen, besonders auch innerhalb des Krankenhauses, sind höher und erfordern umfangreichere und differenziertere Kenntnisse.

Diese Liste ließe sich fortsetzen, doch schon in dieser Kürze wird deutlich, wie Möglichkeiten menschlichen Lernens jahrhundertelang brachgelegen haben, weil Anregungen und Herausforderungen fehlten oder die Auffassung bestand, jeder entwickele aus sich heraus, was seine Erbanlagen bereithalten.

Die durch Erbanlagen gesetzten Grenzen menschlichen Lernens sind wohl auch bis heute noch nicht erreicht worden. Für viele Kinder und Jugendliche fehlen ausreichende Anregungen und lernfreundliche Umweltbedingungen, die optimales Lernen überhaupt erst ermöglichen. Auch die Methoden, mit deren Hilfe Lernen vermittelt wird, sind bei allen anerkennenswerten Fortschritten noch unvollkommen und in ihrer Entwicklung nicht abgeschlossen.

Die Größe des beschriebenen *Lernspielraums* ist weder auf der ganzen Linie noch für alle einzelnen Persönlichkeitsmerkmale gleich. Körperliche Konstitution, vitale Energie, Temperament und eine von vegetativen Reaktionen bestimmte Sensibilität sind weitgehend durch Erbanlagen festgelegt und durch Lernen bzw. Übung kaum veränderbar. Sie bestimmen auch das Lernen in anderen Persönlichkeitsbereichen und begrenzen bzw. erweitern dadurch individuelle Spielräume des Lernens.

Aus einem kleinen Dicken wird schwerlich ein Rekordsprinter werden; wer auf Grund seiner organischen Voraussetzungen (und nicht durch fehlende Anregungen) wenig sensibel ist und auf Sinnesreize kaum reagiert, wird seine Mitmenschen kaum je sehr differenziert wahrnehmen können; und wem durch Temperament (nicht durch dauerndes Herumnörgeln der Eltern anerzogen) eine bestimmte Langsamkeit zu eigen ist, wird sich nie flink wie ein Wiesel zu bewegen lernen.

Für die menschliche Intelligenz ist in verschiedenen Untersuchungen der Anteil der Erbanlage mit 70 bis 80% ermittelt worden. Dies trifft sicher zu, wenn bei solchen Untersuchungen ein Intelligenzbegriff verwendet wird, der sich vor allem auf Grundfaktoren der Intelligenz, wie Raumwahrnehmung, Gedächtnis, Wahrnehmungsgeschwindigkeit, logisches Denken oder sprachliches Verständnis stützt. Der Anteil der Umweltbeteiligung an der Entwicklung von Intelligenz würde sofort steigen – nämlich auf 50 bis 60% –, wenn Fähigkeiten der Umweltorientierung und des Verhaltens in sozialen Situationen stärker in die verwendete Intelligenzdefinition einbezogen würden.
Wesentlich geringer wirkt sich die das Lernen einschränkende Funktion der Erbanlagen auf die Entwicklung von Werthaltungen, Einstellungen und sozialen Verhaltensweisen aus.

Eine negative Einstellung gegenüber Farbigen ist gelernt und entspricht nicht der »Natur« der weißen Rasse. Angst vor Älteren oder Vorgesetzten wird durch Erfahrung erworben und nicht vererbt. Ängstliche Beachtung von Äußerlichkeiten und pingelige Ordnung in allen Dingen sind genauso erworbene Eigenschaften wie Sympathie für hilflose Menschen oder Interesse an politischer Arbeit.

Auch bei der Ausbildung dieser Persönlichkeitsmerkmale wirken im Hintergrund konstitutionelle, physiologische und Intelligenzfaktoren mit, doch sind die durch Erbanlagen gegebenen Spielräume für Lernprozesse hier sehr viel größer, wenn sie nicht durch frühe Umwelteinflüsse, wie fehlende und falsche Anregungen, Verbote und Strafen, von außen eingeengt worden sind.
Auch zahlreiche Persönlichkeitsmerkmale, die in unserer Kultur für selbstverständlich gehalten und als Natur des Menschen angesehen werden, sind in Wirklichkeit gelernt worden. Durch die vergleichende Erforschung menschlicher Kulturen haben wir z. B. einsehen müssen, daß viele der bei uns als »typisch männlich« oder »typisch weiblich« geltenden Eigenschaften lediglich durch Tradition geprägt und überliefert worden sind, also gelernt und genausogut vom anderen Geschlecht übernommen werden können, egal, ob es sich hierbei nun um Krankenpflege, Kindererziehung, Haushaltsführung oder leitende Berufstätigkeit handelt.
Ein besonders häufiges Vorkommen bestimmter Eigenschaften oder Verhaltensweisen innerhalb einer Familie, wie es z. B. bei Kriminalität, Alkoholismus oder Schizophrenie beobachtet wird, weist ebenfalls noch

lange nicht darauf hin, daß derartige Auffälligkeiten auch mit Sicherheit ererbt sein müssen. Sie können ebensogut durch die in der Familie geltenden Normen vermittelt, durch Verhalten der Eltern gegenüber den Kindern erzeugt oder als Möglichkeit der Lösung von Konflikten wahrgenommen, also gelernt worden sein. Vieles in der Forschung der vergangenen Jahre weist darauf hin, auch wenn in diesem Bereich Lernen ebenfalls durch konstitutionelle und andere Faktoren mitbestimmt wird.
Zusammenfassend ist festzustellen, daß Freiräume für Umwelteinflüsse und Lernen sich oft sehr schwer gegen anlagebedingte Festlegungen abgrenzen lassen. Dennoch hat die Anlage-Umwelt-Forschung der letzten Jahre nachweisen können, daß die Spielräume für menschliches Lernen ungleich größer sind, als man lange Zeit angenommen hat, und daß es einer lernfreundlichen Gestaltung der Umwelt bedarf, um Lernen optimal zu ermöglichen.
Ein »milieutheoretischer Optimismus« ist also unter Berücksichtigung aller genannten Einschränkungen, durchaus angebracht. Er bürdet allerdings den Pädagogen, egal ob als Eltern, Lehrern, Mitarbeitern oder Vorgesetzten, eine große Verantwortung auf. Sie können sich nicht mehr, wie bisher bei Mißerfolgen besonders häufig, damit herausreden, daß alle schlechten Eigenschaften von Kindern, Schülern oder Mitarbeitern im Zweifelsfall angelegt und ererbt sind. Versagenssituationen und Mißerfolge sind, und dies zu einem nicht geringen Anteil, eine Folge der vorgefundenen und auch durch die Pädagogen selbst mitgestalteten Umwelt- und Lernbedingungen.
Wenn Lernmöglichkeiten in diesem Umfange bestehen, dann sollten im Erwachsenenalter Worte wie »Ich bin nun einmal so« oder »Laßt mich doch so, wie ich bin«, die wir gerade im Moment des Versagens von anderen oder auch von uns selbst hören, nur begrenzt gebraucht und ernstgenommen werden. Gerade weil wir nicht genau wissen, wo die Grenzen zwischen unseren Anlagen und den Möglichkeiten der Umwelt verlaufen und wieweit die Möglichkeiten des Lernens im individuellen Fall ausgeschöpft worden sind, sollten wir diese Grenzen immer von Neuem testen, indem wir Umwelt erweitern und uns veränderten Bedingungen stellen, unter denen sich Lernmöglichkeiten eröffnen könnten, die wir unter bisherigen Gegebenheiten nicht wahrnehmen und ausschöpfen konnten.

3.2 Reifung und Lernen

Entwicklung in früher Kindheit ist lange Zeit als »Fortschritt in der Entwicklung von Anlagen« verstanden worden, die »weithin einem

natürlichen, von innen her bestimmten Gesetz« folgen, wie Oswald Kroh es einmal gesagt hat. Entwicklung wäre danach ein selbsttätig ablaufender *Prozeß der biologischen Reifung,* der sich – wenn man u. a. von der Ernährung absieht – unabhängig von Umweltbedingungen und Lernprozessen vollzöge. Die Umwelt hätte keine aktive Anregungsfunktion, wäre mit ihrem vielfältigen Lernangebot nicht Herausforderung, sondern lediglich Auslöser für Fähigkeiten, die im Organismus heranreifend bereitgestellt werden. Fähigkeiten würden so nicht schrittweise lernend erworben, sondern nach Abschluß ihrer Ausreifung im Organismus spontan auf die Außenwelt angewendet. Entwicklung wäre damit nicht kontinuierlicher Prozeß, sondern eine Abfolge von Phasen oder Stufen, die durch Reifung bestimmt, jeweils eine neue Ebene der Entwicklung definieren. Solchen Abschnitten entsprechend ist die Kindheit und Jugendzeit dann auch eingeteilt worden in Säuglingsalter, Kleinkindalter, Schulalter, Vorpubertät, Pubertät und Adoleszenz.
Diese Art der Auffassung von Entwicklung läßt sich sehr gut am *Beispiel* der sogenannten *Schulreife* verdeutlichen:

Danach ist die Fähigkeit zur Bewältigung der von der Schule geforderten Leistungen erst möglich, wenn die Reifung bestimmter Funktionen, wie z. B. der Gestaltgliederungsfähigkeit (Erkennen der Verschiedenheit von Zeichen beim Lesenlernen), der Mengenauffassung (Wiedererkennen kleiner Mengen in verschiedener Anordnung) oder der Aufmerksamkeit, für kürzere Zeit abgeschlossen ist. Da nach Auffassung der Reifungstheoretiker eine gewisse Parallelität zwischen psychischer und körperlicher Reifung bestehen sollte, mußte auch die körperliche Entwicklung sichtbar in eine neue Phase eingetreten sein, d. h. der Zahnwechsel und auch die Streckung des bisher rundlichen Kleinkindkörpers mußten eingesetzt haben. Vor jeder Verfrühung der Einschulung wurde gewarnt. Abwarten wurde besonders empfohlen, und Kinder, die in den Schulreifetests versagten, wurden zur »Nachreifung« in das Milieu zurückgeschickt, aus dem sie gekommen waren und in dem sie auch ihre bisherigen Erfahrungen gesammelt hatten.

Die Annahmen der Reifungstheoretiker wurden dadurch gestützt, daß bei breitangelegten Untersuchungen von Kindern in den Zwanziger und Dreißiger Jahren tatsächlich ein sehr hoher Prozentsatz der Kinder einer Altersstufe, z. B. der einzuschulenden Sechsjährigen, einen weitestgehend übereinstimmenden Entwicklungsstand zeigten. Man konnte mit ruhigem Gewissen von alters- oder jahrgangstypischen Verhaltensweisen sprechen.
Merkwürdigerweise begann diese Vorstellung sich in den fünfziger und sechziger Jahren aufzulösen. Immer häufiger wichen Kinder von den bisher für sie gültigen Altersnormen ab. Dreijährige lernten lesen, die meisten Vierjährigen konnten Zeichen und Symbole unterscheiden, mit

Mengen umgehen oder mechanisch weit über 20 hinaus zählen. Völlig losgelöst von organischen Reifungsprozessen, wie Zahnwechsel und Gestaltwandel, traten im seelisch-geistigen Bereich Verfrühungen oder auch Verzögerungen in der Entwicklung auf. Von einzelnen Wissenschaftlern wird sogar angegeben, daß die Entwicklung einzelner Merkmale bei Kindern bis zu $^2/_3$ ihres Lebensalters nach beiden Seiten vom Altersmittelwert abweichen kann.

Es zeigte sich, daß besser als das Reifungskonzept eine Reihe anderer Bedingungen in der Lage war, die bisher beobachteten Übereinstimmungen zu erklären:

(1) bestanden lange Zeit für die weitaus meisten Kinder gleiche, relativ begrenzte Lebens- und Lernumwelten, die in etwa übereinstimmende Normen bereitstellten und gleiche Lernanforderungen und Verhaltenserwartungen an die Kinder richteten;

(2) können kleine Kinder nicht beliebig schnell in beliebiger Reihenfolge beliebig viele Lernanregungen aus ihrer Umwelt aufnehmen und verarbeiten.

(3) ist durch die Warnung vor Verfrühung nur das an Erwartungen und Lernanforderungen an Kinder einer Altersstufe herangetragen worden, was der allgemeinen Auffassung vom Können dieser Altersstufe entsprach. Es klingt fast paradox: Man hat Kinder das gelehrt und tun lassen, was man hinterher als alterstypischen Entwicklungsstand wieder festgestellt hat.

Alle drei genannten Bedingungen, zusammengenommen, haben ein Erscheinungsbild alterstypischer Übereinstimmung hervorgebracht, von dem man angenommen hat, daß es auf biologische Reifung zurückzuführen sei.

Wenn es in den letzten Jahren nun zu einer *Auflösung dieser alterstypischen Übereinstimmungen* in der Entwicklung gekommen ist, dann liegt es u. a. daran, daß ein sehr viel größeres und breiteres Bildungsangebot vor allem für Kinder im Vorschulalter besteht, daß mit Fernsehen, mit weiten Reisen oder einer großen Bilderbuchauswahl sehr viel mehr und auch verschiedene Anregungen an sie herangetragen werden und ihnen im ganzen eine größere Freiheit zum entdeckenden Lernen und zur Auswahl der ihrem individuellen Entwicklungsstand entsprechenden Lernangebote gewährt wird.

Die Aufhebung der Begrenztheit von Lebensumwelt und Lernangebot hat auch zu einer Aufhebung der Übereinstimmungen alterstypischer Entwicklungsstände geführt. Was bisher als Folge biologischer Reifung angesehen wurde, erwies sich nun als Folge individuellen Lernens.

Heute finden wir eindeutige Belege für lernunabhängige Reifungsvorgänge nach der Geburt nur noch während der ganz frühen Kindheit, vor

allem im ersten Lebensjahr. Die Beherrschung der Willkürmuskulatur, die Entwicklung des Sprechapparates und der frühen Psychomotorik sind solche Vorgänge der Reifung.
Entwicklung in den folgenden Jahren ist damit nicht mehr Folge umweltunabhängiger Reifungsvorgänge, sondern das Ergebnis von Lernprozessen, die durch Angebote von außen angeregt, zur Auseinandersetzung mit der Umwelt und zur Verarbeitung von Erfahrungen führen. Der Organismus stellt hierfür die Voraussetzungen zur Verfügung, bedarf andererseits aber auch wieder der Anregung von außen zur weiteren Ausreifung.
Werden vom Organismus bereitgestellte Lernvoraussetzungen nicht innerhalb eines angemessenen Zeitraumes genutzt, so verkümmern sie wieder. Der Spielraum des Lernens über den optimalen, sogenannten »kritischen« Zeitpunkt hinaus ist z. B. für das Erlernen von Gefühlen und sozialer Bindungsfähigkeit mit der Beschränkung auf das erste Lebensjahr außerordentlich gering. Ähnliches scheint für die Sprache zu gelten, die, wenn sie nicht während der beiden ersten Lebensjahre durch menschliche Sprachvorbilder angeregt wird, später nur noch in verstümmelter Form nachgelernt werden kann. Möglichkeiten des Nachlernens im motorischen Bereich scheinen größer zu sein. Beobachtungen in anderen Kulturen haben gezeigt, daß Kinder, die während der Zeit des Laufenlernens (etwa im 11. Monat) festgebunden wurden, das Laufen zu einem sehr viel späteren Zeitpunkt ohne Mühe nachlernten.
Aus den bisherigen Überlegungen lassen sich für unseren Umgang mit Kindern folgende *Schlußfolgerungen* ziehen: Wenn Entwicklung sich nicht als umweltunabhängige Reifung sondern als Lernprozeß vollzieht, dann ist der Entwicklungsstand von Kindern weniger aus ihrem Alter als aus ihren Lernerfahrungen und Verhaltensweisen ablesbar. Um die vom Organismus bereitgehaltenen Lernmöglichkeiten zu nutzen, müssen Kinder, vor allem in der frühen Kindheit, mit Anregungen und Herausforderungen in angemessener Weise konfrontiert werden, die ihnen eine Auseinandersetzung mit ihrer Umwelt ermöglichen sollen, die ihren bisherigen Lernerfahrungen entspricht und diese sinnvoll ergänzt. Einer intensiven, auf das kleine Kind hin durchdachten vorschulischen Anregung und Erziehung kommt damit eine besondere Bedeutung zu.

3.3 Lernen

Wir haben gesehen, daß Lernen für die Entwicklung von Kindern – und selbstverständlich auch von Erwachsenen – eine große Rolle spielt. Wir haben noch nicht besprochen, was Lernen ist und wie es sich vollzieht.

Die wissenschaftlich begründete Erkenntnis, daß der Entwicklungsverlauf eines menschlichen Individuums nicht allein durch Erbanlage und biologische Reifung bestimmt, sondern entscheidend durch Anregungen und Herausforderungen aus der Umwelt beeinflußt wird, hat der Erforschung des Lernens in den letzten 80 Jahren ein zunehmend breites Interesse verschafft.

Lernen ist dabei nie im engeren Sinne des schulischen Lernens verstanden worden, sondern als *lebendiger Prozeß der Veränderung unserer körperlichen, gefühlsbezogenen, seelisch-sozialen und geistigen Möglichkeiten.*

Um genau zu sein: Diese Definition schließt alle diejenigen Veränderungen unseres Verhaltens aus, die durch angeborene Reaktionstendenzen (z.B. Reflexe), durch biologische Reifung (z.B. die Reifung der Beinmuskulatur während des ersten Lebensjahres) oder durch Verletzungen (z.B. Hirnschäden) entstanden sind.

Obwohl Lernen ein Vorgang ist, der uns allen aus eigener Erfahrung bekannt sein dürfte, wundern wir uns doch manchmal, wie wir zu bestimmten Verhaltensweisen, zu Stimmungen oder Reaktionen kommen, die wir an uns selbst oder auch an anderen gar nicht so gern mögen:

Da reagieren wir mürrisch, wenn uns jemand lobt, oder brechen fast zusammen, wenn wir wohlgemeinte Kritik erfahren. Da werden wir rot ausgerechnet dann, wenn uns jemand besonders sympathisch ist, versagen in Situationen, in denen es ganz besonders drauf ankommt, oder ordnen stundenlang unwichtige Dinge, obgleich es viel Wichtigeres zu tun gibt.

Es ist keine Frage, daß am Erwerb all dieser Eigenschaften Lernen beteiligt gewesen ist. Wir sollten zur Kenntnis nehmen, daß Lernen nicht immer bewußt, sondern oft unbewußt oder auch nur unbemerkt nebenbei geschieht, ohne Erinnern, daß es also auch ohne Beteiligung unseres Gedächtnisses auftreten kann.

Die Vielzahl der Dinge, die uns umgibt, und die Vielfalt der auf uns einwirkenden Einflüsse überfordern unsere Fähigkeiten zur gezielten und konzentrierten Aufnahme und Verarbeitung. Auch ständig wiederkehrende Eindrücke werden von uns kaum noch bemerkt, obwohl gerade sie eine tiefgreifende Wirkung auf die Entstehung bestimmter Verhaltensweisen haben. Wer täglich gehört hat »Laß das!«, »Hör auf damit!«, »Dafür bist Du noch zu klein!«, der wird sich kaum bewußt daran erinnern. Er braucht sich jedoch nicht zu wundern, wenn sein Verhalten als Jugendlicher oder Erwachsener dann durch Hemmungen und Ängstlichkeit gekennzeichnet ist, die ihn daran hindern, Initiative und Selbständigkeit zu erwerben, die eigentlich bereits in der Kindheit durch eine offenere, von weniger unbegründeten Verboten eingeschränkte Erziehung hätten erworben werden sollen.

Menschliches Lernen kann auf verschiedene Art und Weise erfolgen. Es sind hierzu eine ganze Reihe von Theorien aufgestellt worden, von denen wir die drei wichtigsten im folgenden kurz darstellen wollen.
(1) Das *Lernen durch Erzeugung bedingter Reflexe* ist die älteste dieser drei Theorien. Der Russe Pawlow hat hierzu im Jahre 1897 ein inzwischen sehr bekannt gewordenes Experiment durchgeführt. Er ist dabei von der Tatsache ausgegangen, daß Hunde beim Erhalt ihres Futters Speichel absondern, nicht aber bei der Konfrontation mit ganz anderen Reizen. Pawlow hat einem Hund nun mehrere aufeinanderfolgende Male zusammen mit dem Futter ein Lichtsignal gegeben. Nach einer bestimmten Anzahl von Wiederholungen stellte er fest, daß der Hund auch dann Speichel absonderte, wenn er kein Futter mehr, sondern nur noch ein Lichtsignal bekam. Speichelfluß auf Futter ist der unbedingte, von der Natur gesetzte Reflex. Der bedingte Reflex, der in diesem Experiment gelernt worden war, bestand in der Absonderung von Speichel auf Signale (hier: Licht), die mit dem unbedingten Reiz (hier: Futter) zusammen mehrere Male hintereinander verabreicht worden waren, dann jedoch auch unabhängig vom Futter einen Reflex auslösten.
Im Bereich menschlicher Verhaltensweisen können bedingte Reflexe als Schreckreaktionen auf Signale auftreten, die früher einmal mit Gefahren verbunden waren (z. B. Sirenen) oder auch als Ablehnung eigentlich positiver Ereignisse, die durch die Koppelung mit angsterzeugenden oder schreckerregenden Begleiterscheinungen eine negative Ausstrahlung bekommen haben.
(2) Für das menschliche Lernen von größter Bedeutung ist das sogenannte *Lernen am Erfolg oder Verstärkungslernen.* Wir wissen von uns selber, daß wir diejenigen Tätigkeiten besonders gern bzw. ohne Angst tun, in denen wir uns selbst schon einmal als erfolgreich erlebt haben, und daß wir alle jene Handlungen zu vermeiden versuchen, die mit der Erinnerung an einen Mißerfolg verbunden sind. Wir orientieren also unser zukünftiges Verhalten am Erfolg unseres früheren Verhaltens in ähnlichen Situationen.
Verstärkungslernen hat in der Kindheit damit angefangen, daß wir etwas versucht haben, vielleicht dabei Irrwege gegangen sind (man spricht deshalb auch manchmal vom Lernen durch Versuch und Irrtum), um schließlich auf Umwegen doch zu einem erfolgreichen Abschluß zu kommen. Dieser kann darin bestanden haben, daß ein Turm aus Bauklötzen plötzlich nicht mehr umfiel, sondern stehenblieb, eine lustige Bemerkung oder Vorstellung bei der ganzen Verwandtschaft größte Heiterkeit erzeugte oder eine kleine Bastelei bei Vater oder Mutter große Anerkennung eingebracht hat. Wenn die ersten Wiederholungen dann ebenfalls erfolgreich verlaufen, verfestigen sich die entsprechenden

Fähigkeiten und Fertigkeiten, werden ausgebaut und Schritt um Schritt verfeinert. So erfahren Jungen Bestätigungen, wenn sie nicht weinen, in Auseinandersetzungen hart sind, sich für Autos interessieren; Mädchen dagegen, wenn sie vor dem Spiegel stehen, anschmiegsam sind oder mit Puppen spielen.

Durch positive Verstärkungen aus der Umwelt oder durch den in der Sache eingetretenen Erfolg, werden assoziative Verbindungen zwischen einer Tätigkeit, ihrer erfolgreichen Bewältigung und dem nachfolgenden befriedigenden Erlebnis hergestellt. Auf diese Art und Weise gespeicherte Zusammenhänge werden nicht nur auf gleiche, sondern durch entsprechendes Handeln zunehmend auch auf ähnliche Situationen angewendet und auch dort erweitert, falls sie sich als erfolgreich erweisen. Diesen lernpsychologisch sehr wichtigen Vorgang nennt man Übertragung *(Transfer)*. Aus kindlichen Turmbauern oder Puppenmüttern von gestern könnten so, müssen aber nicht, da die Zusammenhänge sehr kompliziert sind, Ingenieure oder Krankenschwestern von heute geworden sein.

Seine Fähigkeit zur gedanklichen Erinnerung ermöglicht es dem Menschen (und auch einigen höheren Tieren), Erfolge gedanklich vorwegzunehmen. Diese Fähigkeit bezeichnet man als Erfolgsantizipation. Eine Geldmünze z. B. ist noch kein Erfolg an sich, aber ich verbinde mit ihrer Gegenwart durch vorausgegangene Erfahrung die Vorstellung von wünschenswerten Zielen, die sich mit ihrer Hilfe auf unterschiedliche Art und Weise verwirklichen lassen und die meine Einstellung zu ihr bestimmen.

Da Menschen nicht aufhören zu lernen, wenn sie die Schule verlassen, ist die Anwendung lernpsychologischer Erkenntnisse in allen anderen Bereichen unseres Lebens, besonders auch in beruflichen Situationen von großer Bedeutung.

Wenn wir unsere alltägliche Umwelt wirklich aufmerksam zu beobachten gelernt haben, können wir rund um uns herum Möglichkeiten zur Verstärkung wünschenswerter Verhaltenstendenzen entdecken.

Der Patient, der nach der Operation zum ersten Male wieder lächelt, oder die Patientin, die nach einem Beinbruch mühsam wieder erste Gehversuche macht, bekommen in der Regel ihre Aufmunterung oder ihr kleines Lob, die sie bestärken, in der eingeschlagenen und gewünschten Richtung fortzufahren.

Wie aber halten wir es mit verstärkenden Äußerungen gegenüber Mitarbeitern? Wird hier nicht allzuoft die gute Leistung für selbstverständlich gehalten und die schwache lediglich negativ kritisiert? Dabei müßte jede Motivation, jede Bereitschaft zum Lernen erstreben und

damit den Weg zum weiteren Lernen, zur Differenzierung unseres Verhaltens und unserer Fähigkeiten verbauen.
Wir sollten die positiven Ansätze auch in schwächeren Leistungen oder in den ersten Bemühungen der Berufsanfänger sehen und durch positive, also verstärkende Äußerungen bestätigen, damit auch hier ein Lernprozeß in der gewünschten Richtung in Gang gesetzt oder fortgeführt werden kann.

(3) Die dritte Form des Lernens, die wir hier beschreiben wollen, ist unter Namen wie *Modell-, Beobachtungs- oder Wahrnehmungslernen* in den letzten Jahren stärker ins Gespräch gekommen, weil man durch Untersuchungen festgestellt hat, daß Verhalten stärker, als bisher angenommen, durch Beobachtung und Nachahmung anderer Personen entsteht.
Wahrnehmungslernen heißt also, daß Erleben und Verhalten beeinflußt werden, indem das Verhalten von Personen in der näheren Umgebung des Lernenden wahrgenommen wird. Hierbei findet ein Anpassungsprozeß an die »Modelle«, »Beispiele« oder »Vorbilder« statt, d. h. das Verhalten der Lernenden wird dem derjenigen Personen immer ähnlicher, die sie in ihrer Umgebung wahrnehmen. Die Art und Weise, wie Menschen sich in sozialen Situationen geben, wie sie sprechen, fühlen oder denken, ist deshalb mit großer Wahrscheinlichkeit sehr davon bestimmt, wie sich andere Individuen in ihrem sozialen Umfeld verhalten und wie sie dies wahrnehmen.
Die Veränderung des Verhaltens durch Wahrnehmung hängt zusätzlich noch davon ab, welche Bedeutung die wahrgenommenen Personen für den Beobachter besitzen. Eltern, Geschwister und andere häufig anwesende Bezugspersonen werden sicher eine viel größere Wirkung haben als zufällige Passanten im Bus, auf der Straße oder im Kino. Auch an sympathischen Menschen orientiert man sich schneller und nachhaltiger als an solchen, die man nicht ausstehen kann. Auch Personen von allgemeiner sozialer Bedeutung wie Politiker, Schauspieler oder Spitzensportler eignen sich als Objekte des Wahrnehmungslernens besonders gut, ebenso Vorgesetzte oder Arbeitskollegen, die mit ihrem Verhalten allgemein Anerkennung finden.
Für den Krankenpflegeberuf bedeutet dies, daß besonders Ausbilder, Vorgesetzte und Ärzte, wenn sie bei ihren Mitarbeitern das von ihnen im Interesse der Sache gewünschte Verhalten erzeugen wollen, ihr eigenes Verhalten so einrichten müssen, daß es dem gewünschten Verhalten möglichst nahe kommt.

Eine Stationsschwester, die Ordnung verlangt, aber selbst nicht Ordnung halten kann; eine Unterrichtsschwester, die undeutlich oder ungenau spricht, aber von

Schülern und Schülerinnen klare Antworten verlangt; ein Arzt, der redet und redet, aber bei anderen nur knappe Äußerungen zuläßt; oder eine Oberin, die für sich selbst nicht zu begründende Sonderrechte verlangt, werden sich als Modelle für das Erlernen erwünschten kollegialen und fachlich-tüchtigen Verhaltens nicht besonders gut eignen.

Wahrnehmungslernen verläuft aber auch dann besonders günstig, wenn die wahrgenommene Person der eigenen Person ähnelt, wenn sie ein freundliches und zugewandtes Verhalten zeigt und wenn Möglichkeiten bestehen, wahrgenommenes Verhalten selbst auszuprobieren und darauf positive Bestätigungen zu erhalten. An diesem Punkt wird deutlich, daß Wahrnehmungs- und Verstärkungslernen ineinandergreifen und beide kaum voneinander zu trennen sind, wenn man nicht von vornherein beide im weitergreifenden Wahrnehmungslernen vereint sehen will, wie einige Autoren dies tun.
Ziehen wir wiederum Schlußfolgerungen aus diesen Erkenntnissen für die Situation im Krankenhaus, so bedeutet dies, daß alle dort tätigen Personen gleichzeitig Modell für Wahrnehmungslernen und auch selbst Lernende sein können, die sich am Verhalten der Patienten oder Mitarbeiter orientieren. Es bedeutet ferner, daß wir in unserer Umgebung Verhaltensweisen beobachten können, die als Wirkung unseres eigenen Verhaltens auftreten, und die wir auch als solche erkennen und anerkennen sollten.
Um die Möglichkeiten des Wahrnehmungslernens, das übrigens verhältnismäßig schnell erfolgt, voll ausschöpfen zu können, müßten wir einerseits bemüht sein, im Rahmen unserer Möglichkeiten Modellverhalten zu zeigen, freundlich und zugewandt zu sein, Erfolge anderer in der gewünschten Richtung zu verstärken und Möglichkeiten zum Ausprobieren zu gewähren. Andererseits sollten wir als Lernende Kollegen und Vorgesetzte ihrerseits zu einem modellhaften Verhalten herausfordern, um nicht nur einseitig Gebende zu sein, sondern in einem wechselseitigen Prozeß des gegenseitigen Wahrnehmens voneinander zu profitieren.

3.4 Entwicklung als soziales Lernen

An Voraussetzungen für das Verständnis menschlicher Entwicklung haben wir in den vorangegangenen Abschnitten erfahren, daß Entwicklung
- nicht allein durch Erbanlagen festgelegt ist,
- nicht als umweltunabhängige Reifung verläuft,

– sondern auf der Grundlage von Erbanlagen und anregungsabhängigen Reifungsvorgängen als ein Prozeß sozialen Lernens verstanden werden kann.

Ganz allgemein wird Entwicklung heute als ein kontinuierlicher Prozeß gesehen, als »Reihe von untereinander zusammenhängenden Veränderungen, die bestimmten Orten des zeitlichen Kontinuums eines menschlichen Lebenslaufes zuzuordnen sind«, wie Thomae sagt.

Grundlage und Voraussetzung für seelische und soziale Entwicklung sind in jedem Fall Vorgänge im organischen Bereich. Sie sollen uns hier aber nur am Rande interessieren, ebenso wie wir die Entwicklung einzelner Funktionen, wie Motivation, Sprache, Werthaltungen oder Denken, nicht gesondert besprechen wollen. Es erscheint uns wichtiger, Prinzipien des sozialen Lernens zu beschreiben und den Gewinn von sozialen Sicherheiten zu erläutern, weil beides eher zum Verständnis der Persönlichkeit von Patienten und Mitarbeitern beiträgt, als die Beschreibung der Entwicklung von Einzelfunktionen.

Die Entwicklung der Persönlichkeit beginnt im Mutterleib. Neuere Untersuchungen haben festgestellt, daß Embryo und Fötus auch während der Schwangerschaft, also intrauterin, Einflüssen aus der Umwelt ausgesetzt sind, auch wenn man dabei wohl kaum von Lernen sprechen kann. Die Einstellung zum kommenden Kind (z. B. ob gewünscht oder unerwünscht), Angst vor der Entbindung, Erregung, Ernährung oder allgemeine Stimmungen der werdenden Mutter, schlagen sich nieder u. a. in veränderter motorischer Aktivität oder in Steigerungen der Herzschlagfrequenz beim Kind. Auch nach der Geburt stehen Auffälligkeiten bei Kindern, wie Nahrungsverweigerung oder häufigeres Kranksein, nachweislich noch in Beziehung zu bestimmten Einstellungen und Verhaltensweisen der Mutter während ihrer Schwangerschaft. Damit ist selbst die Startposition des Kindes am Anfang seines Lebens auch auf Grund von Umweltereignissen für jedes Kind individuell verschieden.

In jedem Fall ist die *Ausgangsposition die eines Mängelwesens,* wie Portmann es genannt hat, das der Betreuung durch die Mutter oder eine vergleichbare Bezugsperson bedarf. Ziel der sozialen Entwicklung, also von Sozialisation und Erziehung, ist es, diese totale Fremdbestimmung der ersten Wochen, das völlige Angewiesensein auf eine Pflegeperson am Anfang des Lebens, schrittweise aufzuheben zugunsten einer immer größeren Fähigkeit zur Selbstbestimmung im Rahmen der gegebenen gesellschaftlichen Situation und ihrer Veränderungen.

Vergegenwärtigt man sich den Beginn des sozialen Entwicklungsprozesses, dann ist der Säugling zunächst ein von seinen Bedürfnissen bestimmtes, unangepaßtes und auf Lustgewinn ausgerichtetes Lebewesen.

Der Erwachsene hingegen ist gekennzeichnet durch die Fähigkeit der reflektierten Anpassung an soziale Erfordernisse. Er vertritt eine eigene Position, verfügt über eigene Wertmaßstäbe für sein Verhalten und besitzt eine gute Orientierung in neuen und unbekannten Situationen. Der Gewinn von Ich-Identität, die dieses Ziel von Entwicklung und Erziehung bestimmt, ist nicht eine automatische Folge des Alters, sondern das Ergebnis einer gelungenen Auseinandersetzung des heranwachsenden Individuums mit den sozialen Gegebenheiten seiner Umwelt.

Nach Erik H. *Erikson* finden diese Auseinandersetzungen des Kindes mit seinen Bezugspersonen auf dem Hintergrund organischer Entwicklung in einer bestimmten Reihenfolge statt. Diese Reihenfolge ist nicht umkehrbar. Entwicklungsfortschritt und damit eine neue Stufe sozialer Sicherheit tritt dann ein, wenn diese als konflikthaft zu bezeichnenden Auseinandersetzungen zu einer auch für das Kind befriedigenden, dauerhaften Lösung geführt haben. Die Bewältigung früher Auseinandersetzungen und die dabei zwischen den Partnern ausgehandelten Lösungen sind die Voraussetzung dafür, daß auch spätere Stadien des sozialen Lernens mit großer Wahrscheinlichkeit erfolgreich durchlaufen werden können.

Wir wollen einige für den Verlauf des sozialen Lernens *typische Konflikte und deren Lösungen* etwas näher beschreiben:

Das Leben des Säuglings und Kleinkindes ist *während des ersten Lebensjahres* bestimmt durch Bedürfnisse wie Hunger, Schlaf, Körperwärme, Hautkontakt und Geborgenheitswünsche. Es ist darauf angewiesen, daß diese Bedürfnisse und Wünsche durch eine als verbindlich und zuverlässig erlebte Bezugsperson erfüllt werden. Dies wird in der Regel die Mutter sein, doch ist sie nachweislich dann ersetzbar, wenn die Ersatzmutter (oder auch der Ersatzvater) die leibliche und emotional-soziale Versorgung des kleinen Kindes zuverlässig und auf Dauer übernimmt.

Wird eine Befriedigung der Bedürfnisse nicht ausreichend gewährt, so tritt als Folgeerscheinung Unlust ein. Der Säugling wird zunächst durch Schreien, in schwereren Fällen dann durch Nahrungsverweigerung, Übergeben oder Krankheit die fehlende Befriedigung seiner Bedürfnisse zu erkennen geben und versuchen, eine befriedigende Zuwendung und Versorgung herauszufordern. Gelingt dies nicht, so kommt es zu nachhaltigen seelischen Schädigungen. Eine für das Kind annehmbare Lösung im Sinne Eriksons wäre nicht erreicht.

Durch Untersuchungen an Kindern in Heimen wurde von Spitz u. a. nachgewiesen, daß kleine Kinder ihre Umwelt während der ersten Lebenswochen sehr undeutlich, diffus-komplex wahrnehmen und daß auch ihre Aktivitäten zunächst wenig zielorientiert ausgerichtet sind. Erst etwa mit dem dritten Monat beginnen sie, Merkmale des menschlichen Gesichts wiederzuerkennen. Allerdings gelingt die Unterscheidung von lebenden und aus Pappe hergestellten Gesichtern noch nicht. Trotzdem lächeln sie, wenn ein »Gesicht« auftaucht, weil es Nahrung und Zuwendung verspricht. Zwischen dem dritten und achten Monat wird die Wahrnehmung dann so differenziert und genau, daß Unterscheidungen möglich werden. Es kommt der Tag, an dem das Kind »seine« Bezugsperson von anderen Personen unterscheiden kann. Diese erscheinen dann, auch wenn es z.B. der nur abends anwesende Vater ist, plötzlich fremd, erzeugen Angst und Gefühle der Ablehnung. Spitz nennt dies die »Achtmonatsangst«. Sie geht überall dort vorüber, wo durch die Erfahrung einer verbindlichen Bezugsperson als »Modell« Gefühle der Sicherheit und Geborgenheit vorherrschen.

In Heimen wechseln die Bezugspersonen. Ihre Beziehung zu den Kindern und ihr individuelles Verhalten ist unterschiedlich. Beständigkeit, Verbindlichkeit und Geborgenheit werden nicht oder nur in geringem Umfang erfahren. Es fehlt dann zwar die Achtmonatsangst auf der einen Seite, jedoch auf der anderen auch die Erfahrung und Fähigkeit der engen gefühlsmäßigen Bindung an andere Personen. Die Kinder bleiben auf sich bezogen (verhalten sich autistisch) und sind gestört in ihren Möglichkeiten, Beziehungen zu Personen und Gegenständen aufzunehmen sowie gefühlsmäßige Bindungen einzugehen. Die Dinge ihrer Umwelt besitzen für sie keinen Aufforderungscharakter.

Diese Verhaltensstörung, die übrigens auch durch längeren Krankenhausaufenthalt während des ersten Lebensjahres entstehen kann, wird allgemein als »Hospitalismus« bezeichnet. Sie bleibt häufig über die Altersstufe hinaus bestehen, ist nur schwer therapierbar und behindert das soziale Lernen in den folgenden Jahren, weil es sich auf der Grundlage wechselseitiger Auseinandersetzungen und Beziehungen zwischen Personen vollzieht.

Die altersangemessene Lösung der Auseinandersetzungen im ersten Lebensjahr liegt in der *Befriedigung der vitalen und emotionalen Grundbedürfnisse,* in der Erfahrung von Zuverlässigkeit, Verbindlichkeit und Vertrauen. »Ich bin, was man mir gibt«, sagt Erikson über diese Stufe der Kindheit. Der Gewinn ist »Urvertrauen«, das als Grundlage oder »Eckstein« der gesunden und normalen Persönlichkeit viele Möglichkeiten für weiteres soziales Lernen eröffnet.

Es mag die Frage auftauchen, warum ein entwicklungspsychologisches Thema der frühen Kindheit in einem Lehrbuch für Krankenpflegepersonal so ausführlich behandelt wird. Dies hat seinen Grund einmal darin, daß wir es im Bereich der Kinderklinik ja mit Kindern aller Altersstufen

zu tun haben und hier eigentlich noch sehr viel genauere Informationen über die frühe Entwicklung notwendig wären. Zum anderen geht es hierbei auch um das sogenannte »Kind im Manne« (und natürlich auch in der Frau). Wir alle tragen nicht verarbeitete Erlebnisse, falsche Lernerfahrungen oder unzureichend befriedigte Bedürfnisse mit uns herum. Sie drücken sich aus in Ängsten, Aggressionen, Bindungsunfähigkeit, Hemmungen und anderen Beeinträchtigungen des Erwachsenenverhaltens. Mit diesen Ausführungen wollen wir Verständnis dafür wecken, daß es sich um ein in der Lerngeschichte von Menschen tiefverwurzeltes und vor allem nicht selbstverschuldetes Fehlverhalten handelt, wenn Mitarbeiter oder Patienten kontaktscheu sind, wenn sie sich bei freundschaftlicher Annäherung zurückziehen, einigeln oder aggressiv werden.
Das Stadium des Gewinns von Urvertrauen während des ersten Lebensjahres ist nur eine erste Stufe der Entwicklung als soziales Lernen mit ganz spezifischen Auswirkungen. Es folgen weitere, die ebenfalls, jedoch kürzer beschrieben werden sollen.
Etwa mit Ende des ersten Lebensjahres ist die Reifung der Muskulatur und der Nervenbahnen soweit abgeschlossen, daß Kinder z. B. laufen, auch weglaufen, oder ihre Ausscheidungsfunktionen selbständig beherrschen können. Sie haben körperliche Voraussetzungen erlangt, mit deren Hilfe sie Selbständigkeit beweisen und sich damit im sozialen Umfeld behaupten können. »Ich bin, was ich will«, sagt Erikson. Die Frage ist nur, inwieweit Eltern und Erzieher dies zulassen, inwieweit sie *Selbständigkeit als Lernerfahrung* gewähren. Früher nannte man diese Zeit *im 2./3. Lebensjahr* »Trotzalter«, erkannte aber nicht so deutlich, wie notwendig der Trotz für den Gewinn von Eigenständigkeit ist.
Wie verläuft nun eine solche Auseinandersetzung um den Anspruch von Selbständigkeit und wie könnte die Lösung aussehen? Nehmen wir ein typisches Beispiel:

Eine Mutter geht mit ihrem zweieinhalbjährigen Jungen oder Mädchen zum Einkaufen. Plötzlich klammert das Kind sich an einem Torpfosten fest und will nicht mehr mit, scheinbar ohne sichtbaren Grund. Mütter haben nun mehrere Möglichkeiten auf diese Herausforderung des Kindes zu reagieren. Wir wollen versuchen, uns drei davon vorzustellen:
(1) Sie werden ärgerlich, packen das Kind und setzen so ihren Weg fort. Der Wille des Kindes wird durch Macht und Stärke des Erwachsenen gebrochen. Das Kind kommt indirekt nur in den Genuß, die Mutter »auf die Palme gebracht« zu haben. Es sichert ihm das Gefühl einer passiv erlebten Überlegenheit über den allmächtigen Erwachsenen.
(2) Sie geben nach. Sie warten lange geduldig, geben sich freundlich, antiautoritär, werden aber mit der Zeit doch ungeduldig und nervös, fangen an zu flehen und zu zetern, um am Ende das Kind wütend hinter sich herzuschleifen. Hier setzt das

Kind seinen Willen zunächst über den der Mutter. Es erlebt, wie es die Mutter gezielt in Nervosität und Ärger versetzen kann, und genießt das Geschehen, obwohl es zum Schluß den Kürzeren zieht. Es hat seinen Willen insofern durchgesetzt, als es erlebt und erfahren hat, wie man durch passives Verhalten Erwachsene »manipulieren« kann.
(3) Sie zeigen Verständnis für die Wünsche und Interessen des Kindes, machen aber zugleich sachlich ihren eigenen Standpunkt deutlich (»Ich möchte gerne noch einkaufen, bevor deine Schwester aus der Schule kommt«). Sie gestatten dem Kind (wenn die Situation, z. B. vom Straßenverkehr her, es erlaubt), am Torpfosten zu warten bis sie vom Einkaufen zurückkommen und gehen dann langsam weiter. *Beide* haben »ihren Willen« und das Kind dazu die begrenzte Freiheit der Entscheidung. In der Regel wird es sich schon nach wenigen Augenblicken einsam fühlen und der Mutter folgen, jetzt aber freiwillig und nicht mit Gewalt gezwungen. Es erfährt, daß man seinen Willen, auch wenn man die Entscheidung hat, nicht blind gegen seine Mitmenschen durchsetzen kann.

Diese drei Beispiele sind auf viele andere Situationen übertragbar. Sie enthalten Lernerfahrungen, die sich, wenn sie immer in der gleichen Richtung verstärkt werden, als Verhaltensweisen des jeweiligen Individuums verfestigen und beibehalten werden. Eine Lösung, die Eigenständigkeit, Selbstbehauptung und Autonomie beinhaltet und als Grundlage für die Entwicklung eines partnerbezogenen Erwachsenenverhaltens dienen kann, findet sich nur im dritten Beispiel.
Für die weitere soziale Entwicklung weniger positiv wirken sich die in den ersten beiden Beispielen beschriebenen Erfahrungen aus. Hier werden die »Lösungen« von den Erwachsenen vorgegeben. Im ersten Fall hat das Kind nicht die geringste Chance, seinen eigenen Willen ins Spiel zu bringen. Er wird von vornherein durch das aktive Einschreiten der Mutter gebrochen. Das Kind bleibt in seinem Verhalten abhängig und fremdbestimmt. Wiederholt sich diese Erfahrung, so hat es gelernt, keinen eigenen Willen mehr zu haben und keine Unabhängigkeit (Autonomie) zu riskieren. Die Zweifel an den eigenen Möglichkeiten selbständigen Verhaltens bleiben lebenslang bestehen. Auch als Erwachsene noch lassen Menschen, die so sozialisiert worden sind, andere führen und bestimmen. Sie sind zwar gehorsame Anhänger, angenehm vielleicht als »bequeme« Mitarbeiter, aber gefährlich, weil sie politisch ausnutzbar sind: als Befehlsempfänger, die nicht mehr nachdenken; als Bürokraten, die nur den Paragraphen sehen; oder als begeisterte Anhänger von Diktatoren.
Ein wenig anders ist die Rolle des Kindes im zweiten Beispiel zu sehen: es lernt, den anderen zu manipulieren, für eine Weile wenigstens »nach seiner Pfeife tanzen zu lassen« – und das, ohne sich selbst von der Stelle zu rühren. Allerdings findet auch hier keine partnerschaftliche Verständi-

gung statt. Erst regiert der eine über den anderen, und dann rächt sich der andere auf seine Weise. Das Kind bleibt in seiner Rolle passiv. Es trotzt oder schmollt. Damit »lenkt« es den anderen. Eine zweiseitige Lösung im gewünschten Sinne kommt auch hier nicht zustande. Setzt dieses Verhalten sich fort, so haben wir es später mit Erwachsenen zu tun, die durch herausfordernde Passivität, durch Stimmungen, Launen, Lustlosigkeit oder passiven Widerstand den anderen die gute Laune verderben oder ihnen ihre Pläne kaputtmachen. Es wäre dies ein Stehengebliebensein (Fixierung) im kindlichen Trotz, der aus entwicklungspsychologischer Sicht nicht als Eigenschaft der erwachsenen Persönlichkeit angesehen werden kann.

Ein weiterführendes soziales Lernen ist jetzt in vollem Umfange nur noch möglich, wenn neben dem anfänglichen Urvertrauen auch Autonomie erfahren wurde, d. h. wenn die Möglichkeiten des eigenen Ichs in der Auseinandersetzung mit anderen erprobt werden konnten und das Kind sich zum ersten Mal als eigenständige, von anderen abzulösende Person erleben durfte.

In der darauffolgenden Zeit, *etwa im 4. bis 6. Lebensjahr* beginnt das Kind seine soziale Umwelt von außen zu betrachten und sich selbst als von ihr abgehoben zu empfinden. Aus dem Beginn dieses Entwicklungsabschnittes stammen in der Regel unsere frühesten Erinnerungen an Ereignisse aus unserem Leben.

Das Kind beginnt jetzt, *sich mit anderen zu vergleichen.* Es entdeckt die körperlichen Unterschiede zwischen Jungen und Mädchen, ja überhaupt zwischen Menschen: alt und jung, verwandt und bekannt, dick und dünn oder groß und klein – für Mütter und Väter eine aufregende und manchmal peinliche Zeit, wenn sie die merkwürdigsten Dinge über Mitmenschen in deren Gegenwart gefragt werden und antworten sollen. Für die Kinder sind alle diese Entdeckungen von großer Bedeutung und deshalb auch Anlaß zu immer neuen Fragen. Im Vergleich mit anderen beginnt es, sein eigenes Ich zu definieren, seine Rolle zu suchen oder sich vorzustellen, welche Position es in der Gesellschaft von morgen einmal einnehmen könnte. »Ich bin, was ich mir zu sein vorstelle«, sagt Erikson über diese Zeit. Nicht mehr die Erprobung von Autonomie, die Behauptung des eigenen Willens steht hier im Vordergrund, sondern das Verhalten des Kindes wird von seinen Vorstellungskräften, von vorausschauender, ja manchmal planender Aktivität, von Initiative bestimmt. Hierbei orientiert das Kind sich an den Personen seiner unmittelbaren Umgebung, vor allem an *Vater und Mutter.* Sie geben *die hauptsächlichsten Modelle* für sein eigenes Verhalten ab, mit ihnen identifiziert es sich, und ihre Maßstäbe und Normen werden übernommen. Wie gut dies gelingt, hängt entscheidend vom Verhalten der Eltern und selbstverständ-

lich auch von dem der anderen, bewußt oder unbewußt wirkenden Erzieher ab. Es kommt darauf an, daß Auseinandersetzungen zwischen Erwachsenen, aber auch zwischen Erwachsenen und Kindern zu einer für beide Seiten befriedigenden Lösung geführt werden. Was in dieser Zeit an Erfahrungen gesammelt wird und wie diese verarbeitet werden, wirkt sich in entscheidendem Maße auf die eigene soziale Rolle im späteren Erwachsenendasein aus.
Ist das Rollenverhältnis der Eltern partnerschaftlich, erledigen sie Konflikte nicht mit dem Ziel, den anderen zu besiegen, und bringen beide ihre Stärken und Schwächen gleichberechtigt in alle Auseinandersetzungen ein, dann ist es für Mädchen wie Jungen kaum schwierig, sich zwar mit dem gleichgeschlechtlichen Elternteil zu identifizieren, jedoch gleichzeitig die gewünschten Verhaltensweisen des anderen ohne Rollenkonflikt mit zu übernehmen. Problematisch wird es stets dann, wenn zwischen den als Modell dienenden Bezugspersonen ein für das Kind nicht aufhebbarer Widerspruch besteht; er geht dann als Uneindeutigkeit in das Rollenverhalten des Kindes ein und führt oft zu schweren inneren Konflikten und Problemen.
Um für die erzieherischen Auseinandersetzungen mit Kindern, die für den Gewinn einer eigenen sozialen Rolle notwendig sind, eine partnerschaftliche Ebene zu gewährleisten, dürfen Erwachsene ihre Ziele und Vorstellungen nicht mit der ihnen zur Verfügung stehenden Macht und Stärke durchsetzen, sondern sie müssen sich an den Bedürfnissen sowie den Lern- und Verarbeitungsmöglichkeiten der Kinder orientieren. So ist auf Fragen und Interessen der Kinder sachlich einzugehen, ohne daß die Erwachsenen durch ihre Ausführungen die Kinder überfordern noch sich selbst von der Fülle und Intensität der gestellten Fragen tyrannisieren lassen.
Wert- und Normvorstellungen der Eltern und Erzieher wie Ordnung, Leistung, Umgang mit dem eigenen Körper, speziell der Sexualität, Höflichkeit u. a. dienen dem Kind ebenfalls als Orientierungsmodell, sollen von ihm erprobt, für brauchbar oder unbrauchbar befunden werden und möglicherweise auch verworfen bzw. abgelehnt werden können. Wenn Eltern diese Wert- und Normvorstellungen ihren Kindern autoritär aufzwingen, weil sie sie für absolut richtig halten, so müssen sie von den Kindern ohne die Möglichkeit zur eigenen Überprüfung übernommen werden. Sie sind dann nicht integrierter Erfahrungsbestandteil des eigenen Ichs der kindlichen Persönlichkeit, sondern wirken sich als ständig gegenwärtiges Über-Ich, als Vater- oder Mutter-Ich, auf alle Verhaltensentscheidungen aus. Verhalten wird so durch Angst vor Fehlern und vor Strafe bestimmt. Verstöße gegen die übernommenen Normen beantwortet das Gewissen mit heftigen Schuldgefühlen. Ein

»Fremdgewissen« ist entstanden. Man tut seine Arbeit nicht aus Freude, sondern aus Pflichtgefühl. Man hält Ordnung aus Angst vor Strafe und nicht, weil es von der Sache her sinnvoll ist. Verhalten bleibt so an die Maßregelungen und Normsetzungen der Eltern und Erzieher gebunden, es kommt zu keinem Eigenleben, sondern die Fremdbestimmung der frühen Kindheit setzt sich fort. Es entsteht das, was man in der Sozialpsychologie als »autoritäre Persönlichkeit« bezeichnet.

Wir kennen solche Menschen aus Schule und Beruf. Nach unten sind sie unnachgiebig und streng aus Prinzip, versuchen sie, anderen Vorwürfe zu machen, Fehler nachzuweisen, Strafen anzuhängen oder Schuldgefühle zu übermitteln. Nach oben, Vorgesetzten gegenüber, verhalten sie sich jedoch ängstlich, angepaßt und unterwürfig, immer bemüht, im rechten Licht zu erscheinen. Was von oben kommt ist ungeprüft richtig. Es findet eine Wiederholung der in der Kindheit erfahrenen Abhängigkeit statt, für die man sich nach unten schadlos zu halten versucht.

Kritisch wird die Situation für solche Kinder, die in diesem Stadium ihrer Entwicklung bedingungslos dem Einfluß sehr strenger, in ihren Normvorstellungen begrenzter und in ihrem Verhalten autoritärer Eltern ausgesetzt sind. Sie können Initiative, Vorstellungen darüber, wie sie sich sehen oder selbst einmal sein möchten, und ein eigenständiges Gewissen kaum entwickeln.

Erfolgversprechender würden die für den sozialen Lernprozeß notwendigen Lernerfahrungen dann verlaufen, wenn die Möglichkeiten zur *Identifikation auf andere Personen ausgedehnt* und von den Eltern auch gebilligt würden. Zu gern identifizieren Kinder sich in diesem Alter mit erträumten Erwachsenenrollen (Pilot, Vater und Mutter, Krankenschwester, Fernlastfahrer u. a.), die sie dann auch in ihren Spielen verwirklichen. Auch Freunde der Familie, Nachbarn oder Handwerker, die ins Haus kommen, haben oft einen hohen Aufforderungscharakter zur Nachahmung und Identifikation, besonders wenn ihr Verhaltensangebot sich von dem der Eltern unterscheidet. Gleiches gilt für die Erzieher im Kindergarten oder die Lehrer in der Schule. Auch an ihrem Beispiel erprobt man die Möglichkeiten eigenen Verhaltens.

Der Vergleich der eigenen Möglichkeiten mit denen der Erwachsenen endet in der Wirklichkeit allerdings mit der Erfahrung, daß man Erwachsenenrollen noch nicht einnehmen kann, daß Erwachsene im Zweifelsfalle stärker sind, mehr wissen, größere Erfahrung haben. Ist diese Erfahrung des Kindes nicht verknüpft mit Unterdrückung und Entmutigung von oben, mit einem Sieg der Erwachsenen über das Kind, sondern mit selbst gewonnenen Erfahrungen, so entsteht hier eine Motivation zum Ausgleich der erfahrenen Diskrepanz. Das Kind will wachsen, groß werden und dafür auch lernen.

In dieser Zeit etwa vollzieht sich im körperlichen Bereich ein erster Gestaltwandel. Rumpf und Gliedmaßen strecken sich, der Kopf des Kleinkindes verändert seine Form und ein Zahnwechsel setzt ein. Während in der Entwicklung von Tieren dieser erste Gestaltwandel verbunden ist mit der Geschlechtsreife und dem biologischen »Erwachsenwerden«, bleibt diese körperliche Veränderung in der menschlichen Entwicklung aufgeschoben bis zu einem zweiten Gestaltwandel, der sich etwa zwischen dem 10. und 14. Lebensjahr vollzieht.
Die *Trennung von erstem und zweitem Gestaltwandel,* dieser Aufschub der geschlechtlichen Reifung um vier bis sechs Jahre, wird von einigen Forschern als Chance des Menschen zum Erwerb sozial-kultureller und geistiger Fähigkeiten angesehen.
Zwischen verschiedenen entwicklungspsychologischen Richtungen besteht Übereinstimmung darin, daß Kinder in dem angesprochenen Alter, etwa *zwischen dem 5. und 10./11. Lebensjahr,* eine zunehmend sachlich orientierte Wißbegierde entwickeln. Zunächst noch naiv an konkreten Erscheinungen orientiert, fangen sie zunehmend an, ihr Wissen zu klassifizieren und die Erscheinungen ihrer Umwelt unter systematischen Gesichtspunkten zu ordnen. Diese Periode ist geprägt durch »Werksinn«. »Ich bin, was ich lerne.« Alles, was das Kind tut, dient der Aufhebung der erfahrenen Diskrepanz zwischen kindlichem Dasein und der Welt der Erwachsenen. Daß hierbei durch die Orientierung an einer oft fragwürdigen Zivilisation manche guten Eigenschaften von Kindern »abtrainiert« werden, die eigentlich für eine normale Entwicklung zum Erwachsenen unentbehrlich wären, ist sehr beunruhigend und beschäftigt die Pädagogik in den letzten Jahren immer stärker. Die Schule, die diese Altersstufe entscheidend prägt, sollte sich nur insoweit an den Normen und Erfordernissen der Erwachsenenwelt orientieren, als diese für die spätere soziale Existenz des Kindes unerläßlich sind und weder seinen Grundbedürfnissen noch seinen Interessen entgegenstehen.
Mit dem zweiten Gestaltwandel vollzieht sich zwischen dem 10. und 14./16. Lebensjahr die geschlechtliche und körperliche Reifung, die das Kind zum Erwachsenen, zur Frau bzw. zum Mann im biologischen Sinne macht. In den letzten Jahrzehnten hat sich dieser Vorgang zeitlich um ein bis zwei Jahre nach vorne verlagert. Man spricht von einer »Akzeleration«. Als Gründe hierfür werden medizinische wie hygienische Vorsorge, veränderte Ernährungsgewohnheiten und mehr sportliche Freizeitaktivitäten, aber auch eine zunehmende Überflutung mit Reizen, wie z. B. beim Fernsehen oder Autofahren, genannt.
Wie wir bereits im Abschnitt »Reifung und Lernen« gesehen haben, verlaufen biologische und soziale Entwicklung nicht automatisch parallel. Auch hier fallen sie erheblich auseinander. Der Jugendliche, der

biologisch bereits als Erwachsener angesprochen und herausgefordert wird, hat noch eine lange Zeit sozialer Auseinandersetzungen und Erfahrungen, speziell auch die einer beruflichen Ausbildung vor sich, ehe er auch in psychosozialer Hinsicht erwachsen geworden sein könnte – »könnte« deshalb, weil das Entwicklungsziel einer eigenen Identität nicht zwangsläufig und ohne wesentliche Voraussetzungen garantiert werden kann, sondern von den Erfahrungen, Auseinandersetzungen und Identifikationen der bisherigen Kindheit, aber auch von den in der jetzt folgenden *Jugendzeit* selbständig gewonnenen Erkenntnissen abhängig ist. Wegen des offenen Ausganges dieses Prozesses nennt man diese Zeit *Identitätskrise.* Dies scheint uns ein besserer Ausdruck zu sein als Pubertät und Adoleszenz, mit denen man früher diese Altersstufe bezeichnet hat.
In der Unsicherheit, plötzlich zwischen einer äußerlich abgeschlossenen Kindheit und einer noch unbekannten Zukunft als Erwachsener zu stehen, fangen Jugendliche an, Bilanz zu ziehen. Was in der Geborgenheit und Begrenztheit von Elternhaus und Schule bisher gelernt wurde und Sicherheit gegeben hat, wird nun in Frage gestellt und in ganz anderen Situationen auf seine Tauglichkeit für ein erweitertes und eigenständiges Leben als Erwachsener überprüft.
Von daher ist es nur allzu verständlich und für die weitere soziale Entwicklung geradezu unumgänglich, daß Jugendliche Situationen und Menschen aufsuchen, die sich von den häuslichen Gegebenheiten unterscheiden und die neue und ergänzende Erfahrungen versprechen. Ob es sich dabei um Jugendgruppen oder Diskotheken, um Theaterbesuche, informelle Treffs, politische Parteien oder Sozialhilfeeinrichtungen handelt, wird von der individuellen Lerngeschichte und der jeweiligen Risikobereitschaft des einzelnen abhängen. Der Jugendliche ist auf der Suche nach sich selbst, nach seinen Möglichkeiten und Grenzen – immer mit dem *Ziel,* eine eigene, unverwechselbare Persönlichkeit zu werden, seine *Ich-Identität zu gewinnen.*
Die Erfahrungen, die jeder einzelne auf diesem Wege macht, sind höchst unterschiedlich. Wer durch die Lernerfahrungen seiner Kindheit nicht nur eine auf das Elternhaus begrenzte Sicherheit gewonnen hat, sondern durch zahlreiche gelungene Auseinandersetzungen mit anderen Menschen Urvertrauen, Autonomie, Initiative und breite Kenntnisse erwerben konnte, wird in der Regel auch schwierige und unbekannte Situationen sicher und erfolgreich bewältigen können. Jeder Erfolg ist eine Verstärkung der bisher eingeschlagenen Richtung und verbessert die Chancen, auch zukünftige Herausforderungen zu bestehen. Als erreicht kann das Ziel einer eigenständigen, innerlich sicheren Persönlichkeit aber nur dann angesehen werden, wenn diese Sicherheit nicht nur von äußeren

Erfolgen abhängt (z. B. sich immer von neuem als »Held« bestätigen zu müssen), wenn sie nicht auf Kosten wichtiger Erfahrungen und Begegnungen auf ein Spezialgebiet beschränkt bleibt (z. B. Flucht in ein Hobby oder in den Beruf aus Angst vor gefühlsmäßigen Beziehungen zu Menschen) und wenn das Risiko neuer und unbekannter Erfahrungen auch weiterhin nicht gescheut wird.

Sehr viel problematischer stellt sich diese Schwelle im Verlaufe des sozialen Lernens für diejenigen Jungen und Mädchen dar, die plötzlich erleben müssen, wie die zu Hause oder in der Schule erworbenen Mittel zur sozialen Verständigung außerhalb des Elternhauses oder der schützenden Schulsituation nicht mehr ausreichen. Von anderen verlacht zu werden, keinen Freund zu finden, sich nicht trauen, einen Jungen oder ein Mädchen anzusprechen, Außenseiter zu sein oder nichts mitmachen zu dürfen – alles dieses sind Erfahrungen, die als Mißerfolge eher entmutigend als motivierend auf das weitere soziale Lernen wirken. Individuelles Ziel bleibt es selbstverständlich auch hier, Eigenständigkeit zu gewinnen; doch die zu nehmenden Hürden sind höher und das Risiko des Versagens dementsprechend größer.

Neben vielen Zwischenlösungen sind in einer solchen Situation drei Entscheidungen möglich:

(1) Aus Angst vor Risiko und Versagen läßt man sich in die gewohnte und sichernde Rolle des Kindes zurückfallen. Man spricht dann von *Regression.* Die in der Kindheit als erfolgreich erlebten Verhaltensweisen werden wieder angeboten und in der wiederhergestellten Abhängigkeit auch meist als erfolgreich erlebt: »Helft mir, ich bin ja so schwach!«, »Sagt mir, was ich tun soll, ich traue mich alleine nicht«, »Ich tue alles, was ihr wollt!«. Erwachsen zwar vom Alter her, verhalten sich diese Menschen dennoch wie Kinder. In einer vorgegebenen Ordnung, wie sie z. B. in einer Verwaltung oder teilweise auch im Krankenhaus besteht, können sie sogar bis in mittlere Positionen aufsteigen und beruflich durchaus tüchtig sein. Es dürfen nur keine Situationen eintreten, die mit vorgegebenen Anordnungen oder gewohnter Routine nicht mehr zu lösen sind, die sie vor eigene Entscheidungen stellen oder eine persönliche Stellungnahme erfordern. Hier bricht die Fassade zusammen und wir stehen vor dem Kind, das sie innerlich geblieben sind. Regression ist kein Weg, der auf Dauer zu persönlicher Stabilität, zu Eigenständigkeit und Ich-Identität führen kann.

(2) *Flucht in eine spezielle Fähigkeit,* die man besonders gut beherrscht, mit der man Anerkennung findet und sich sozial »über Wasser halten« kann, wäre ein zweiter Ausweg aus dem Dilemma sozialen Mißerfolgs, aus der Angst vor Entscheidungen, vor menschlicher Begegnung oder gefühlsmäßiger Bindung.

Der »Klassenbeste« in der Schule ist dann fragwürdig, wenn er seine Leistungen unter Verzicht auf alle Aktivitäten erbringt, die als Erfahrung für junge Menschen wichtig sind, durch die man sich selbst als Person kennenlernt und im Umgang mit anderen die Sicherheit für Begegnungen und Auseinandersetzungen mit Menschen gewinnt. Wie oft erlebt man, daß die »Streber« unserer Schulzeit trotz ihrer fantastischen Zensuren den Problemen des Lebens nicht gewachsen sind und ein erfolgloses, unzufriedenes und auch einseitiges Leben führen. Als Beispiel könnte hier auch der vielzitierte »Fachidiot«, der »Nur-noch-Mathematiker« oder der »Bücherwurm« dienen, deren Beschäftigung mit einem speziellen Gegenstand zwar einerseits einem großen Interesse an der Sache entspringen kann, in dieser Einseitigkeit jedoch einen Verzicht auf wesentliche Erfahrungen und Eigenschaften menschlichen Daseins bedeutet.
Auch im Krankenhaus finden wir Mitarbeiter, die sich für ihren Beruf aufopfern. Das ist eigentlich schön und auch bewundernswert, doch nur dann, wenn ihr Leben auch außerhalb des Dienstes geregelt und befriedigend ist. Wenn eine Stationsschwester – wie berichtet wurde – ohne daß ein besonderer Notstand vorlag, immer eine Stunde vor Dienstbeginn erscheint und abends zwei Stunden länger als lebendiger Vorwurf für alle anderen Mitarbeiter Dienst tut, kann sie einem leid tun, nicht aber als Modell, als Vorbild oder Beispiel für eine ausgewachsene, selbständige und erfüllte Persönlichkeit dargestellt werden.

Flucht in die Pflicht oder die Einseitigkeit auf Kosten menschlicher Begegnungen, privater Freude oder persönlicher Erfüllung kann nicht das Ziel des sozialen Entwicklungsprozesses sein. Es bleibt in dieser Einseitigkeit stets ein Gefühl innerer Gefährdung und beständiger Angst vor Versagen.
(3) Trotz der als negativ erfahrenen Ausgangslage *neue und unbekannte Erfahrungen zu riskieren,* wäre die dritte der möglichen Entscheidungen. Sie ist in besonderem Maße mit dem Risiko des Versagens behaftet, weil die Sicherheiten und Maßstäbe für richtige Entscheidungen, für das Gefühl, eine neue Situation einschätzen, ertragen und bewältigen zu können, kaum entwickelt sind. Dieser Weg gleicht dem Sprung ins kalte Wasser. Er ist sicher mit vielen Mißerfolgen verbunden und endet für manchen Jugendlichen auch dort, wo er eigentlich nicht enden sollte (z. B. in Kriminalität oder Drogenabhängigkeit) und wo Hilfe von außen notwendig wird. Auf der anderen Seite beinhaltet dieser Weg jedoch auch die Chance, durch kleine Erfolge langsam eine *eigene* und nicht mehr fremdbestimmte Orientierung und Sicherheit zu gewinnen. Ich-Stärke, die durch das Verhalten der Eltern oder die soziale Situation des Elternhauses nicht vermittelt werden konnte, wird jetzt durch eigene Initiative gewonnen und stabilisiert. Ziel ist auch hier der Gewinn von Ich-Identität, die dem drohenden Selbstverlust entgegengestellt wird.
Ich-Identität – das bedeutet für jedes Individuum die Definition der eigenen Person als unverwechselbare, einmalige und eigenständige

Persönlichkeit. Sie beinhaltet die Möglichkeit, »ja« zu sich selber sagen zu können, sich so zu akzeptieren, wie man ist (»Ich bin das, was ich bin«) und nicht nur von dem Traum leben zu müssen, wie man sein möchte.

Ich-Identität befähigt uns zu ertragen, daß Menschen verschieden sind, daß wir kritisiert werden, daß manches anders läuft, als wir es uns vorgestellt haben. Ich-Identität ist mehr als die Summe der Kindheitsidentifikationen. Sie ist angesammeltes und erprobtes Vertrauen, das wir als individuelle Stärke in die Auseinandersetzungen des Erwachsenenlebens einbringen.

Die Beendigung der Identitätskrise mit dem Gewinn einer ersten Ich-Identität sollte uns befähigen, auch die *Erwartungen, Erfordernisse und Probleme der Erwachsenenwelt* zu bewältigen. Hierzu gehört auch die Bindung an Partner, die Weitergabe von Erfahrungen an die kommende Generation und die Bewältigung des eigenen Älterwerdens. Dieses alles wird nicht ohne Konflikte und Auseinandersetzungen vor sich gehen. Der Gewinn von Ich-Identität ist keine Garantie für ein gesichertes und problemfreies Leben. Wir haben mit Beendigung des Jugendalters auch nicht ausgelernt. Soziales Lernen und soziale Entwicklung setzen sich fort bis ins hohe Alter. Wir sehen uns als Erwachsene ständig mit der Identität anderer Personen und Gruppen konfrontiert, mit einer sozialen Identität, die in jeder Gruppe, jeder Gesellschaft und jeder Situation eine andere sein kann. Wir würden mit Lernen aufhören, wenn wir uns nur in Gruppen und Situationen bewegen würden, deren soziale Identität von vornherein unserer eigenen Ich-Identität voll entsprechen würde. Lernen findet dort statt, wo eine Diskrepanz zwischen eigener und sozialer Identität auftritt, wo wir durch Erwartungen, durch Kritik oder Forderungen betroffen oder erschüttert werden. Es geht darum, diese Betroffenheit dadurch aufzuheben, daß wir eine Balance, ein Gleichgewicht zwischen unserer Ich-Identität und der jeweiligen sozialen Identität herzustellen versuchen. Es geht dabei um eine Lösung, bei der wir unsere individuelle Position in soziale Auseinandersetzungen einbringen und um wesentliche Erfahrungen der neuen Situation erweitern. Ich-Identität ist damit keine konstante Größe, sondern eine sich ständig verändernde Sicherheit.

Für unsere eigene soziale Entwicklung, für das Lernen als Erwachsener in Freizeit und Beruf bedeutet dies, daß jede Situation – und sei sie auch noch so aufregend oder gar schockierend – wichtige neue Lernerfahrungen bereithält, die wir dann nutzen können, wenn wir uns von ihr berühren, betreffen lassen, d. h. wenn wir uns der neuen Situation offen und lernbereit stellen.

Wir haben uns mit den Fragen des sozialen Lernens deshalb so ausführlich beschäftigt, weil wir zeigen wollten, daß

- viele Verhaltensweisen, die für ererbt gehalten werden und die uns im Umgang miteinander Schwierigkeiten bereiten, im Laufe des Lebens gelernt worden sind und auch wieder verlernt werden können;
- sich hinter der Fassade des Erwachsenseins Abhängigkeiten, Ängste und Schuldgefühle verbergen, die vom Alter her erwachsene Menschen in psycho-sozialer Hinsicht als Kinder erscheinen lassen;
- die Möglichkeiten zu lernen, Unsicherheiten und Ängste aufzuheben sowie eine eigene Identität zu gewinnen, bis ins hohe Alter hinein bestehen.

Wir meinen, daß diese Kenntnisse als Grundlage für eine Veränderung und Verbesserung der eigenen Verhaltensmöglichkeiten und der Verständigung mit anderen eine wichtige und brauchbare Hilfe sein könnten.

4. Wie Menschen miteinander umgehen

Nach den Ausführungen im letzten Kapitel dürfte deutlich geworden sein, daß die Art und Weise, wie Menschen miteinander umgehen, einerseits davon abhängt, welche sozialen Lernerfahrungen sie während ihrer Kindheit und Jugendzeit machen konnten. Zum anderen wird jedoch auch die jeweilige Situation in die Betrachtung einzubeziehen sein, in der ein Gespräch, eine Zusammenarbeit oder ein Konflikt stattfindet. Der Umgang von Menschen miteinander wird also bestimmt durch erworbene Merkmale ihrer Persönlichkeit und durch Bedingungen der Situation, in der sie miteinander zu tun haben.
Da in den folgenden Kapiteln speziell und ausführlich auf die Menschen im Krankenhaus, auf ihre besondere Situation, die Probleme des Krankenpflegeberufes, auf den Umgang von Mitarbeitern in der Krankenpflege untereinander und auf die Begegnung mit Patienten und anderen Berufsgruppen eingegangen wird, ist dieses Kapitel als eine begriffsklärende Vorbemerkung hierzu zu verstehen. Es sollen deshalb in aller gebotenen Kürze die Begriffe erklärt werden, die für die Beschreibung des Umgangs von Menschen miteinander von Bedeutung sind.
Aus dem letzten Kapitel ist uns in Erinnerung, daß jeder Mensch, ob Vorgesetzter, Mitarbeiter oder Patient, sich mit seinen eigenen Lernerfahrungen, mit einer mehr oder minder gelungenen eigenen Identität in die Begegnungen und Auseinandersetzungen mit anderen Menschen einbringt. Diese Identität wird mitbestimmt durch Einstellungen und Rollen, die beide zum Verständnis sozialer Interaktionen beitragen. Es gilt, diese Begriffe näher zu erläutern.

4.1 Interaktion

Unter sozialer Interaktion verstehen wir immer eine Beziehung auf Gegenseitigkeit, eine allgemeine und umfassende Bezeichnung für jede Art wechselseitiger Bedingtheit von Personen.

Die Begegnung von zwei fremden Menschen in der Straßenbahn, aber auch die Aufnahmebefragung eines neu eingelieferten Patienten durch eine Schwester ist nicht zwangsläufig eine soziale Interaktion. Im ersten Fall haben die beiden Personen nichts anderes miteinander gemeinsam als den Ort und die Rolle des Fahrgastes, im zweiten ist der eine der Frager, der andere der Befragte. Eine wechselseitige Beeinflussung, die zu einer Veränderung des Ausgangsverhaltens und vielleicht zu gemeinsamem Handeln führen könnte, ist sichtbar nicht zu erkennen. Natürlich kann es in beiden Situationen zu sozialen Interaktionen kommen, z. B. wenn der gerade eingelieferte Patient anfängt, der aufnehmenden Schwester etwas aus seiner Lebensgeschichte zu erzählen, was für ihn wichtig ist. Sollte sie dafür im Moment die Zeit haben, hört sie zu und geht einfühlend und beratend auf die Ausführungen des Patienten ein, so fühlt dieser sich angenommen. Er spürt durch dieses Eingehen auf seine Probleme Erleichterung. An die Stelle der Angst, die ihn auf dem Weg in die Klinik begleitet hatte, treten Vertrauen und Zuversicht, daß ihm hier vielleicht geholfen werden könnte.

Dadurch, daß beide in einen wechselseitigen Austausch von Informationen getreten sind, ist es zu einer Interaktion zwischen ihnen gekommen, die das Verhältnis der beiden zueinander und ihr Verhalten miteinander verändert hat.
Interaktion ist zwingend zwei- oder mehrseitig. Alle Personen in einer sozialen Interaktion sind Betroffene und wechselseitig untereinander in ihren Einstellungen, Meinungen und Handlungen beeinflußt.

4.2 Einstellungen

In alle sozialen Situationen und Interaktionen bringen wir unsere erworbenen Einstellungen ein. Einstellungen sind durch Erfahrungen bestimmte Orientierungen unserer Wahrnehmung. Sie beinhalten Erwartungen und eine bestimmte Bereitschaft zu Reaktionen gegenüber Personen und Objekten. Durch unsere Einstellungen, die objektiv kaum meßbar und als Verhaltenstendenz recht dauerhaft sind, bekommen die von uns wahrgenommenen Personen und Objekte ein »Bedeutungsprofil«, das uns zwar nicht bewußt ist, aber unser Handeln bestimmt.

Durch Erzählungen der Eltern, durch die zufällige Begegnung mit einem frechen rothaarigen Jungen oder durch die meist rote Perücke des Judas in den Passionsspielen, haben wir eine negative Einstellung gegenüber Rothaarigen entwickelt, die uns kaum bewußt ist. Fast unbemerkt geht sie jedoch als Verhaltensdisposition in unseren Umgang mit rothaarigen Kollegen oder Patienten ein. Wir verhalten uns reservierter als sonst, sprechen weniger oder tun nur das Nötigste.

Weil diese Art des Umgangs inzwischen für uns zur Selbstverständlichkeit geworden ist, weil wir unbewußt unsere Einstellung für berechtigt halten und sie von anderen nicht kritisiert oder in Frage gestellt wird, bemerken wir nicht mehr, wie sie in unseren Umgang mit bestimmten Menschen

eingeht. Wir wundern uns höchstens über reservierte Reaktionen oder mißmutige Rückäußerungen unseres Gegenübers, die wir eher dessen »Charakter« zuschreiben als den Auswirkungen unserer eigenen negativen Einstellung.
Wenn der Zufall es will, daß wir längere Zeit in dieser Weise auf Rothaarige einwirken, kann es durchaus geschehen, daß sie sich als Folge unserer negativen Erwartung und unseres unfreundlichen Verhaltens tatsächlich so verhalten, wie wir sie zu sehen wünschen und wie es unserer Einstellung entspricht. Wir sehen darin dann eine Bestätigung für die Richtigkeit unserer Annahme, ohne zu berücksichtigen, daß wir lediglich die Auswirkungen unseres eigenen Ausgangsverhaltens erfahren haben.
Die Schwierigkeit im Umgang mit Einstellungen liegt darin, daß wir sie nicht unmittelbar feststellen und nachweisen können, sondern immer erst aus Verhalten oder den Reaktionen auf Verhalten erschließen müssen.
Auch das Beispiel mit den Rothaarigen darf nicht dazu verleiten, die negativen Wirkungen von Einstellungen nur im Verhalten von oder gegenüber Rothaarigen zu suchen. Einstellungen sind vielschichtig, zum Teil sogar widersprüchlich in uns vorhanden. Sie können sich auf alle Merkmale von Personen, Objekten oder Situationen beziehen. Selbstverständlich müssen sie nicht immer negativ sein. Es gibt ebenso positive Einstellungen, die dann auch die entsprechenden Wirkungen im Verhalten unserer Mitmenschen erzeugen.

Wenn z. B. Mütter die Einstellung haben, daß ihre Kinder schwierige Aufgaben sicher bewältigen werden, wenn sie eine erfolgsbetonte und ermutigende Einstellung zum Ausdruck bringen, dann ist das Ergebnis nachweislich besser als bei Kindern, deren Mütter eine Mißerfolgseinstellung zeigen.

Ähnliches mag für die Krankenpflege gelten. Wo positive Einstellungen die Erwartungen an eine gute Zusammenarbeit bestimmen, wird mit großer Wahrscheinlichkeit ein gutes Klima Tempo und Qualität des Arbeitsablaufes beeinflussen; wo Ermutigung von Patienten nicht nur mit Worten geäußert, sondern durch Handlungen unterstützt wird, die positive Einstellungen gegenüber dem kranken Menschen zum Ausdruck bringen, vollziehen sich Heilungsprozesse vermutlich schneller und nachhaltiger.

4.3 Rolle

Jede Situation im Umgang mit anderen Menschen sieht uns in einer Rolle. Der Begriff der Rolle war zunächst reserviert für den Schauspieler, der einen Teil seiner Persönlichkeit in die Darstellung einer Person einbringt, allerdings ohne sich selbst als Person dabei ganz aufzugeben und immer in der Lage, nach der Vorstellung wieder der Schauspieler X. und nicht mehr Hamlet oder Egmont zu sein.

Es ist der soziologischen Forschung während der letzten hundert Jahre nicht entgangen, daß wir nie im ursprünglichen Sinne wir selber sind, sondern immer irgendeine Rolle zu spielen haben. Die Zahl dieser Rollen hat mit der industriellen Entwicklung, mit der Ausdehnung unseres Lebensraumes und mit der Zunahme sozialer Verpflichtungen für jeden einzelnen erheblich zugenommen. Es ist manchmal schon kaum noch möglich, alle geforderten Rollen miteinander zu vereinbaren und nicht als Persönlichkeit in zahllose Rollenbestandteile auseinanderzufallen. Diese Schwierigkeit der Vereinbarkeit der von uns geforderten Rollen würden wir als »Rollenkonflikt« bezeichnen.

Es wird neben der herkömmlichen Rolle des Schauspielers unterschieden zwischen der persönlichen Rolle auf der einen und der sozialen Rolle auf der anderen Seite.

Die *persönliche Rolle* wird vom Individuum im Hinblick auf sein Verhalten anderen gegenüber selbst definiert. Es bringt darin sein eigenes Verhaltensmodell zum Ausdruck, wie es aus der Verarbeitung seiner bisherigen sozialen Lernerfahrungen erwachsen ist.

Die *soziale Rolle* ist stärker fremdbestimmt. Sie wird durch die Mitglieder einer Gruppe oder Gesellschaft definiert und durch die zu erfüllenden Aufgaben zusätzlich festgelegt. Sie verleiht ihrem Inhaber einen bestimmten Status (z. B. Chefarzt, Oberin u. a.) und ist mit speziellen Rollenerwartungen verknüpft. Vom Träger einer sozialen Rolle erwartet man, daß er diese Rollenerwartungen erfüllt, daß er dem Bild entspricht, das man sich von ihm gemacht hat. Erfüllt er diese Erwartungen nicht, sinkt er im Ansehen bzw. er wird durch das Verhalten der Menschen, die ihn umgeben, zu einem der Rolle entsprechenden Verhalten herausgefordert.

Oberinnen z. B. sind sich in vielen Verhaltensweisen ähnlich und an dieser Ähnlichkeit auch oft zu erkennen. Dies liegt weniger darin, daß Oberinnen von vornherein eine ähnliche Persönlichkeitsstruktur mitbringen, sondern eher an der Tatsache, daß ein vergleichbarer Status, gleiche Aufgaben, sowie eine Gleichbehandlung und spezielle Rollenerwartung von Mitarbeitern und Mitarbeiterinnen oder auch »Untergebenen« diese Verhaltensmerkmale hervorgebracht haben. Bei anderen profilierten Rollenträgern wie Lehrern, Offizieren oder Chefärzten u. a., bei denen wir ebenfalls Ähnlichkeiten im Verhalten beobachten können, dürften die gleichen Einflüsse wirksam sein.

Soziale Rollen sind von ihrer Bestimmung her gewissermaßen Verhaltensanweisungen für das Individuum, von dem sie übernommen werden. Sie werden – bildlich gesprochen – der persönlichen Rolle übergestülpt. Inwieweit sie diese bestimmen, verändern oder gar unterdrücken, hängt mit Funktion und Status der sozialen Rolle, aber auch mit der Stärke der persönlichen Rolle zusammen. Besonders profilierte Rollen, wie die einer Oberin oder eines leitenden Arztes, können dauerhaft wohl nur von Personen ausgefüllt werden, die bei anerkannt guten fachlichen Qualitäten über eine starke persönliche Rolle und eine gut entwickelte Ich-Identität verfügen. Kann diese persönliche Rolle sich gegenüber den Funktions- und Statusansprüchen der sozialen Rolle behaupten und werden die partnerschaftlichen Bedürfnisse aller Mitarbeiter im Sinne sozialer Identität berücksichtigt, so kann man im gegebenen Fall von wirklicher oder *Persönlichkeitsautorität* sprechen. Die soziale Rolle wird nicht dazu benutzt, eigene Schwächen zu verstecken oder auf dem Umweg über die soziale Rolle in der Person nicht vorhandene Macht über andere auszuspielen.
Für Menschen mit wenig ausgeprägter persönlicher Rolle, mit einer schwachen Ich-Identität ist es natürlich eine große Versuchung, ihre Schwäche hinter der Fassade einer anerkannten sozialen Rolle zu verbergen, für die sie die fachlichen Qualitäten durchaus besitzen mögen, die sie aber von der Person her kaum auszufüllen vermögen. Von dieser Möglichkeit wird nur allzu oft Gebrauch gemacht. Die soziale Rolle wird »benutzt«, um nicht vorhandene Stärke, oft durch Ausübung von Macht über andere, zur eigenen Selbstbestätigung zu demonstrieren. Dieses Verhalten, mit dem die Ansprüche und Bedürfnisse von Mitarbeitern nicht respektiert, ja vielleicht sogar unterdrückt werden, bezeichnen wir als autoritär. Der Rolleninhaber besitzt keine Persönlichkeits-, sondern allenfalls Amtsautorität.
Amtsautorität und autoritäres Verhalten können sich in einzelnen Antworten, aber auch in durchgängigen Verhaltensweisen über einen längeren Zeitraum hinweg äußern.

Die Zweitschwester, die auf die sachliche Frage einer Mitarbeiterin antwortet: »Was, das wissen Sie immer noch nicht?!!!« handelt im kleinen ebenso autoritär wie die Unterrichtsschwester, die mit Vergnügen stets die gleiche Schülerin immer dann aufruft, wenn sie sicher ist, daß sie keine Antwort weiß, oder wie die Stationsschwester, die ihre Vorgesetztenrolle dazu benutzt, eine weniger sympathische Mitarbeiterin so mit Kritik zu überhäufen, daß diese schließlich den – hier allerdings unbewußten – Rollenerwartungen zu entsprechen beginnt.

4.4 Unbewußte Rollenerwartungen

Unbewußte Rollenerwartungen gehen in zahlreiche soziale Interaktionen ein. Sie sind der Ausdruck von früh entstandenen, aber nicht erledigten Konflikten, die in der Kindheit keine Lösung im Hinblick auf Ich-Stärke und Ich-Identität gefunden haben. Sie sind jedoch unbewußt weiter wirksam und drängen auf eine Lösung, die nun als Erwachsener in der Übertragung des Konfliktes oder der nicht erfüllten Wünsche auf andere, besonders auf schwächere Mitmenschen gesucht wird.
H.-E. *Richter* hat aufgezeigt, wie wir durch unbewußte Erwartungen Kinder, Schüler oder Mitarbeiter in Rollen hineindrängen, in denen sie die Schwächen und Probleme zeigen, die eigentlich unsere eigenen Schwächen und Probleme sind. Das gibt uns das Gefühl, daß nicht wir diesen Fehler haben, sondern die anderen. Wir können ihn nur leichter verdrängen, weil wir einen »Sündenbock« gefunden haben, der ihn für uns übernommen hat. Einen wirklichen Zuwachs an Ich-Stärke und eine endgültige Lösung haben wir damit aber nicht erreicht, im Gegenteil: Wir belasten das Verhältnis zu unseren Mitmenschen und Mitarbeitern durch diese Übertragungen und beladen uns selbst mit der Schuld, jemand anderes eine Rolle aufgezwungen zu haben, die eigentlich unsere Rolle ist. Die vermeintliche »Entlastung« von unseren Konflikten hält nur so lange an, wie der andere die Rolle des »Sündenbockes« annimmt oder wie unsere Kraft ausreicht, sie ihm aufzuzwingen.

4.5 Kommunikation

Wo Interaktionen von Rollenträgern stattfinden, wo Einstellungen und Rollenerwartungen das Verhalten von Menschen bestimmen, da findet auch Kommunikation statt. Kommunikation ist sprachliche oder auch nichtsprachliche Verständigung zwischen Personen durch Zeichen. Kommunikation ist sozial und beinhaltet deshalb immer Beziehungen. Wenn wir uns in einen Kommunikationsprozeß einlassen, dann immer in der Hoffnung, verstanden bzw. angenommen zu werden. Durch die Reaktionen unseres Gegenübers werden wir entweder in unserer Rolle bestätigt, nicht beachtet oder auch zurückgewiesen. Durch Kommunikation definieren wir unsere eigene Rolle ständig neu.
Fühlen wir uns verstanden, setzen wir die Kommunikation in der bisherigen Weise fort. Bei Nichtbeachtung machen wir vermutlich einen neuen Anlauf. Werden wir zurückgewiesen, versuchen wir an anderer Stelle mit anderen Partnern und anderen Mitteln neu ins Gespräch zu kommen.

Wenn auf der Beziehungsebene Übereinstimmung besteht, ist auch auf der Inhalts- oder Sachebene eine Verständigung leichter möglich. Ein Beispiel:

Eine Schülerin hat nicht verstanden (Inhaltsebene), was die Unterrichtsschwester eben erklärt hat. Da die Schülerin der Unterrichtsschwester sympathisch ist (Beziehungsebene), wird es ihr noch einmal ohne Vorwurf erläutert. Fraglich ist, ob dies auch geschehen wäre, wenn beide sich vorher übereinander geärgert (Beziehungsebene) hätten.

Wir haben es in der Hand, Beziehungsebenen und damit Möglichkeiten zur besseren Kommunikation und Verständigung zu verändern.

Eine Oberin, die für ihre Mitarbeiterinnen die »Frau Oberin« (Statusrolle) ist, wird es sehr viel schwerer haben zu einer wechselseitigen Verständigung zu kommen als ihre Kollegin, die sich als Pflegedienstleiterin (Funktionsrolle) versteht. Eine noch bessere Beziehungsebene würde diejenige Oberin schaffen, die sich auch weiterhin – ohne ihre Autorität damit aufs Spiel zu setzen – als Schwester Elsbeth (Kollegin) zu erkennen gibt, die sie selbst vor ihrem Aufstieg zur Oberin einmal gewesen ist.

Diese wenigen Beispiele sollten lediglich zeigen, daß Kommunikation nicht allein durch die Übermittlung von sprachlichen Informationen bewältigt werden kann, sondern daß Verständigung auf einer ganz anderen, nämlich auf der Beziehungsebene, angebahnt und eingeleitet – aber auch zerstört werden kann.
Nicht allein der sachlichen Unterweisung sollten wir deshalb die größte Aufmerksamkeit schenken, sondern vor allem, wie es in vielen Beispielen in den kommenden Kapiteln angedeutet wird, der Verbesserung der Beziehungsebene im Verhältnis zu unseren Mitarbeitern und Mitarbeiterinnen.

5. Organisation und Sozialstruktur des Krankenhauses

Wir wollen uns im folgenden auf die Erörterung jener Sachverhalte beschränken, aus denen sich unmittelbar eine Beeinflussung des Erlebens und Verhaltens der Personen ergibt, die sich im Krankenhaus befinden.

5.1 Allgemeine Überlegungen

Aus soziologischer Sicht ist das Krankenhaus ein Dienstleistungsbetrieb. Es gibt keinen vernünftigen Grund, diese Institution des Gesundheitssystems nicht so zu nennen. Daher sind auch betriebspsychologische und institutionssoziologische Erkenntnisse auf das Krankenhaus anwendbar. Ob sie sich – wie bei vergleichbaren Institutionen in der freien Wirtschaft – im Arbeitsbetrieb des Krankenhauses auch niederschlagen können, ist allerdings eine Frage, bei deren Beantwortung berücksichtigt werden muß, daß die Gesundung des Patienten oberstes Ziel ist.

Gegenstand betriebspsychologischer und -soziologischer Forschung sind in erster Linie die Organisationsform der betreffenden Institution und das damit verbundene Betriebsklima, darüber hinaus nicht nur der Einfluß von Strukturen auf die Zufriedenheit der Mitarbeiter, sondern auch auf deren Leistung.

Was die wirtschaftliche Seite angeht, so herrscht heute Einigkeit darüber, daß für das Krankenhaus zwar eine kostendeckende Arbeitsweise gelten, daß es aber ohne Gewinn arbeiten soll. Dieses Ziel ist noch nicht erreicht worden. Die Krankenhäuser der Bundesrepublik haben ein jährliches Defizit von ca. 2 Milliarden DM; nur ungefähr die Hälfte der Betriebskosten wird durch die Pflegesätze abgedeckt, den Rest trägt die Gemeinschaft der Steuerzahler. In der Vergangenheit sind Krankenhäuser und Krankenhausträger immer wieder gezwungen gewesen, etwas gegen die Defizit-Wirtschaft zu unternehmen. In erster Linie handelte es sich dabei um Maßnahmen im Rahmen der Personalpolitik. So wurde nicht genügend und zum Teil nicht ausreichend qualifiziertes Personal eingesetzt. Weiterhin wurde vom Personal erwartet und verlangt, Mehrarbeit zu leisten. Auch die Qualität der Versorgung von Patienten (Gebäude und deren Einrichtung, Qualität der Verpflegung usw.) ist im Zuge des Versuchs, das Krankenhaus nach betriebswirtschaftlichen Gesichtspunkten zu führen, in Mitleidenschaft gezogen worden. So sind heute die Hälfte aller Krankenhausbetten und etwa ein Drittel aller Krankenhausgebäude älter als fünfzig Jahre.

Zu dieser finanziell prekären Situation hat auch die Arbeitsweise im Krankenhaus selbst beigetragen. Auch hier gibt es die 5-Tage-Woche. Wer den Stationsbetrieb kennt, weiß, daß diagnostische und therapeutische Maßnahmen nahezu ausschließlich vormittags erfolgen. Wenige Ausnahmen – z. B. auf Intensivstationen – bestätigen hier nur die Regel. Es sind Vorstellungen entwickelt worden, mit denen sich eine bessere Ausnutzung des teuren Betriebes erzielen ließe. So könnten z. B. niedergelassene Fachärzte nachmittags die dann nicht benutzten diagnostischen und therapeutischen Einrichtungen nutzen und damit zu einem Ausgleich des Defizits beitragen. Aber es soll hier nicht unsere Aufgabe sein, weitere Vorschläge zur wirtschaftlichen Arbeitsweise im Krankenhaus zu unterbreiten.

Zur *Zweckbestimmung* des Krankenhauses nennen Medizinsoziologen wie z. B. Prof. Rohde, Hannover, an erster Stelle die sorgfältigere, exaktere *Diagnose,* die in vielen Fällen vom Allgemein- oder Facharzt mangels der erforderlichen Einrichtungen nicht gestellt werden kann; dann die über einen längeren Zeitraum mögliche *Therapie,* die ebenfalls mit Einrichtungen und Mitteln durchgeführt werden kann, über die der Arzt außerhalb des Krankenhauses in der Regel nicht verfügt. Bei lebensbedrohlichen Zuständen ist auf Intensivstationen eine Therapie mit dauernder Überwachung nötig und möglich, die nur hier erfolgen kann. Weiterer Zweck des Krankenhauses ist es, wenn erforderlich, eine *Isolierung* des Patienten zu gewährleisten, z. B. bei ansteckenden Erkrankungen oder den sogenannten Geisteskrankheiten. Schließlich ist nur im Krankenhaus eine intensive *Pflege* des Patienten möglich, die heute in der Regel von der Kleinfamilie nicht mehr geleistet werden kann.

5.2 Zur horizontalen Struktur des Krankenhauses

Unter horizontaler Struktur versteht man im Krankenhaus jene Struktur, die sich aus dem Prinzip der Arbeitsteilung ergibt. So gibt es zunächst den medizinischen Sektor, an dessen Spitze der ärztliche Direktor steht, dann den pflegerischen Sektor, dem die Pflegedienstleitung (Oberin oder Oberschwester) vorsteht, und schließlich den Verwaltungs- und Versorgungssektor, der vom Verwaltungsdirektor geleitet wird. Diese drei Krankenhausbereiche sind nun in vielfältiger Weise weiter untergliedert:

Im *medizinischen Bereich* haben wir, abgesehen von kleineren, fachspezifischen Krankenhäusern (wie z. B. privaten Entbindungskliniken), in jedem Falle eine Innere Abteilung und die Chirurgie. Mit zunehmender Größe nimmt auch die Zahl der medizinischen Abteilungen zu; in

Universitätskliniken gibt es schließlich eine sehr große Zahl von Abteilungen. Dann liegt allgemein eine Untergliederung in diagnostische und therapeutische Bereiche vor. Während das Labor und die Pathologie ausschließlich diagnostische Funktionen haben, dient z. B. die Abteilung für Krankengymnastik nur therapeutischen Zwecken. Diese Einteilung läßt sich – z. B. bei Röntgendiagnostik und Strahlentherapie – nicht immer streng durchhalten. Die Abteilungen sind wiederum in Stationen untergliedert – meist auch nach funktionalen Gesichtspunkten. Teilweise haben wir selbst auf den Stationen noch Unterbereiche, indem z. B. mehrere Krankenzimmer im Gruppensystem zusammengefaßt werden. Die zunehmende Arbeitsteilung hat im Krankenhaus zu einer hochgradigen funktionalen Spezialisierung geführt, zu einer Aufteilung in viele in sich geschlossene Arbeitsgruppen.
Auch im *pflegerischen Bereich* finden wir eine auf Arbeitsteilung zurückgehende horizontale Struktur. Operationsschwestern, sogenannte Vollschwestern und Pfleger sind in unterschiedlichen Arbeitsbereichen tätig. Außerdem finden wir Pflegehelferinnen, die andere Aufgaben als Schwestern haben, nämlich überwiegend mit Hilfstätigkeiten beauftragt werden.

Die Arbeitsteilung geht manchmal so weit, daß viele einfache Verrichtungen von verschiedenen Personen ausgeführt werden. Als einer der Verfasser (M.W.) mit seinem vierjährigen Sohn wegen einer Tonsillektomie des Buben auf einer Hals-Nasen-Ohren-Station lag (rooming-in), wurde der Junge am Tage des Eingriffs von mindestens zwanzig verschiedenen Personen betreut; in der Reihenfolge des Auftretens erlebte er:

(1) die Nachtschwester, die ihn weckte;
(2) eine Pflegehelferin, die ihn wusch;
(3) eine Schwester, die ihm ein Medikament zur Einleitung der Narkose brachte;
(4) eine Vollschwester, die ihm eine Injektion verabreichte;
(5) die Stationsschwester, die nach ihm schaute;
(6) zwei Helferinnen, die ihn in den OP-Raum rollten;
(7) das Personal im OP-Vorbereitungsraum;
(8) zwei weitere Helferinnen, die ihn zurück in sein Zimmer brachten;
(9) eine Vollschwester, die sporadisch hereinsah und kontrollierte;
(10) eine Helferin, die teelöffelweise Wasser fütterte;
(11) eine Hilfe, die aufräumte;
(12) eine Hilfe, die den Boden aufwischte;
(13) eine weitere Hilfe, die die Handtücher wechselte;
(14) eine Hilfe, die den Mülleimer herausholte;
(15) eine Helferin, die ihn wieder hereinbrachte;
(16) eine Helferin, die das Waschbecken reinigte;
(17) eine Schwester, die in den Schrank sah.

Alle diese Personen erschienen zwischen 6 Uhr morgens und 12 Uhr mittags. Wie viele verschiedene Personen im Operationsvorbereitungsraum und Operationsraum und nach der Operation den Jungen betreuten, ist dem Verfasser nicht bekannt; wie viele nachmittags kamen, erinnert er nicht mehr.

Die Auswirkungen einer solchen Organisation auf das psychische Befinden des Patienten und besonders auf das von Kindern soll an anderer Stelle (9.1) besprochen werden. Für das Personal ergibt sich eine relativ monotone Tätigkeit, wenn jeweils nur eine Person damit beauftragt wird, in allen Zimmern einen bestimmten Kleinstauftrag zu erledigen. Die Zufriedenheit des einzelnen Mitarbeiters wächst ja mit seiner Verantwortlichkeit, die sich aus der Tätigkeit ergibt, mit dem Grad der Vielseitigkeit der Tätigkeit, mit Art und Intensität der Kommunikation mit anderen. Bei der Organisation der oben geschilderten Station ist die Arbeitsteilung so weit fortgeschritten, daß fast alle Mitarbeiter darunter litten. Dementsprechend verrichteten sie die ihnen zugewiesenen Aufgaben nur mißmutig, immer in Eile, ohne ein freundliches Wort für die Patienten.
Auch der *Verwaltungs- und Versorgungsbereich* ist arbeitsteilig und damit horizontal gegliedert. Hier finden wir Büropersonal, Mechaniker, Heizer, Kraftfahrer, Köche, Pförtner, Boten, ungelernte Hilfskräfte, Mitarbeiter der Wäscherei usw. Obwohl alle diese Krankenhausmitarbeiter auch mittelbar an der Pflege der Patienten beteiligt sind, müssen wir ihre Tätigkeit doch von der unmittelbar pflegerischen abgrenzen. Wollen wir alle Mitarbeiter des Verwaltungs- und Versorgungsbereiches in größere Untergruppen einteilen, müssen wir sicherlich die Personalabteilung von den Bereichen Finanzen, Allgemeine Verwaltung, Materialversorgung und Wirtschaft trennen und die übrigen Kräfte (Wäscherei, Heizung, Materiallager, Werkstatt) dem Bereich »manuelle Arbeiten« zuordnen.

5.3 Zur vertikalen Struktur des Krankenhauses

Unter vertikaler Struktur versteht man die Organisation einer Institution »von oben nach unten« oder umgekehrt, d.h. im allgemeinen die Regelung der Entscheidungsbefugnisse. Im Krankenhaus finden wir in den angesprochenen Bereichen (medizinischer, pflegerischer und Verwaltungs-Versorgungsbereich) drei ähnliche Organisationsstrukturen. Wesentliches Merkmal dieser Organisation ist zunächst ihr hierarchischer Aufbau. Darunter verstehen wir, daß der Umfang der Entscheidungsgewalt von oben nach unten abnimmt, daß die Kommunikation von oben nach unten im wesentlichen aus Anordnungen besteht, die von den jeweils untergeordneten Mitarbeitern ohne Begründung und Zustimmung auszuführen sind. In krasser Form findet man ein solches System beim Militär. Auf das Problem der Notwendigkcit und Berechtigung eines solchen funktionalen Ablaufs im Krankenhaus wird später noch eingegangen. Weiter ist zu beobachten, daß die Anzahl der Mitarbeiter, die sich auf einer Kompetenzebene befinden, von unten nach oben abnimmt. Wir haben also an der Spitze (I) einen Leiter (Ärztlicher Direktor, Chefärzte, Pflegedienstleitung, Verwaltungsleiter), wenige Personen auf der Ebene II (Oberärzte, Oberschwester, Stationsschwester, Personalleiter, Technischer Leiter), eine größere Anzahl von Personen auf der Ebene III (Stations- und Assistenzärzte, Zweitschwestern, Vollschwestern, medizinisch-technisches Personal, gehobenes Büropersonal) und wiederum eine größere Anzahl auf der Ebene IV (Medizinalassistenten, Schülerinnen, Pflegehelferinnen, Handwerker, Büropersonal usw.). Grafisch könnte man diesen Sachverhalt etwa folgendermaßen darstellen:

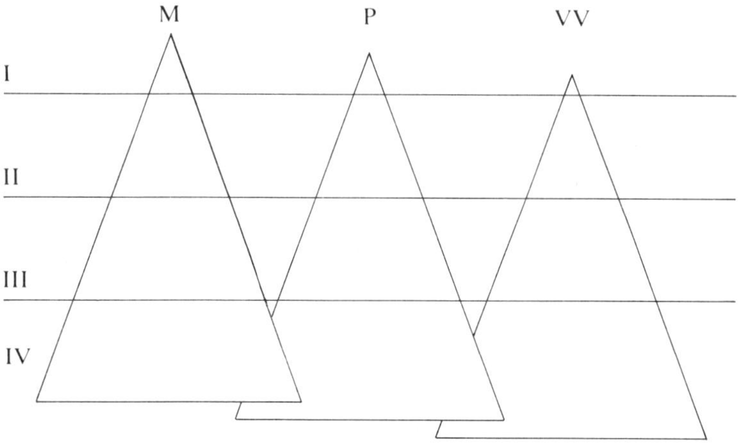

Horizontale und vertikale Gliederung des Krankenhauses (M=Medizinischer Bereich, P=Pflegebereich, VV=Verwaltungs- und Versorgungsbereich)

Die Personen, die in einem Bereich auf einer Ebene arbeiten, nennt man eine Statusgruppe. So gehören die Chefärzte genauso zu einer Statusgruppe wie die Küchenhelferinnen zu einer anderen. Die Trennung zwischen den einzelnen Statusgruppen ist außerordentlich stark. Darauf soll später noch eingegangen werden. Im Pflegebereich finden wir etwa folgende Statusgruppen: Oberschwester oder Oberin, Stationsschwestern, Zweitschwestern, Schwestern, Schwesternschülerinnen, Pflegehelferinnen, Reinigungskräfte. Weiterhin gehören zum Pflegebereich die Gruppen der sogenannten Spezialisten: Medizinisch-technische Assistenten im Labor und auf der Röntgen- und Strahlenabteilung, Krankengymnasten, Diätassistentinnen, Physiotherapeuten, Beschäftigungstherapeuten und schließlich seit einigen Jahren krankenhauseigene Sozialarbeiter bzw. Sozialarbeiterinnen. Die Arbeitsteilung nimmt im ganzen immer noch zu. Man denke an den langen Weg und die Anzahl der verschiedenen Personen, die beteiligt sind, wenn ein Arzt eine Diät verordnet.

Das Weisungsrecht »von oben nach unten« gilt nur für relativ abgegrenzte Bereiche. So kann in der Regel eine Stationsschwester nur auf ihrer Station Anweisungen erteilen, nicht aber einer Schwesternschülerin von einer anderen Station; auch Labor und Röntgenabteilung sind relativ autonom und nicht an Weisungen von außen gebunden. Der Kontakt zwischen den einzelnen Bereichen erfolgt immer zum leitenden Arzt und dann »nach unten«.

An der hierarchischen Struktur des Krankenhauses ist in jüngster Zeit vielfache Kritik geäußert worden. Dabei wurde die Notwendigkeit der Arbeitsteilung und der klaren Kompetenzabgrenzung nicht bestritten. Jedoch wurde vorgeschlagen, die Differenzierung mehr nach funktionalen Gesichtspunkten vorzunehmen und den in bestimmten Funktionsbereichen tätigen Mitarbeitern (nicht nur der Stationsschwester) eine gewisse Verantwortlichkeit und eingeschränkte Kompetenz für den eigenen Bereich zuzugestehen.

6. Der Patient im Krankenhaus

Alles Geschehen im Krankenhaus dreht sich um den Patienten. Sämtliche Einrichtungen und Funktionen des Hauses und Tätigkeitsmerkmale des Personals sind auf ihn abgestimmt. Bei der Erörterung der Berufsrollen des Krankenhauses muß daher der Patient an erster Stelle stehen.

6.1 Krankheit in psychologischer Sicht

Das Krankheitserleben wird von einer Vielzahl höchst unterschiedlicher Faktoren beeinflußt; aus psychologischer Sicht lassen sich hierzu einige Gesetzmäßigkeiten finden:
Ein wichtiger Einflußfaktor ist zweifellos das *Lebensalter* des Kranken. Während Kinder, insbesondere jüngere, im Krankheitsgeschehen häufig eine Strafe sehen, den damit verbundenen Unpäßlichkeiten ohne Verständnis gegenüberstehen und ausschließlich emotional, d. h. gefühlsmäßig reagieren, werden Jugendliche mit zunehmendem Lebensalter die Krankheit rational, d. h. mit Einsicht in deren Entstehung und die Notwendigkeit der Therapie zu verarbeiten lernen. Der berufstätige Mann »in den besten Lebensjahren« bis etwa vierzig wird Krankheit eher als Handicap, als erzwungenes Aussetzen beruflicher Tätigkeit empfinden. Mit weiter zunehmendem Lebensalter wird der Patient mit Krankheiten schmerzliche Erlebnisse verbinden, die ihm das Ende seines Lebens signalisieren und ihn immer wieder darauf aufmerksam machen, daß der Mensch nicht unsterblich ist und daß Sterben sich oft durch Krankheit ankündigt. Hier nimmt die emotionale Seite des Reagierens auf Krankheit wieder zu. Im fortgeschrittenen Lebensalter wird Krankheit schließlich als etwas Selbstverständliches aufgefaßt, als etwas, das nun einmal zum Leben dazugehört, vor allem wenn man älter wird. Hier überwiegen dann wieder Vernunft und Verständnis, so daß wir im Laufe der durchschnittlichen menschlichen Entwicklung abwechselnd Phasen von eher emotionalen und eher rationalen Reaktionen auf Krankheit finden. Jedoch muß beachtet werden, daß im einzelnen Fall Krankheitserleben von vielen weiteren Faktoren abhängen kann, auf die im folgenden noch näher eingegangen werden soll, so daß dies nur als ein allgemeiner Ablauf anzusehen ist, von dem das Erleben im konkreten Einzelfall durchaus abweichen kann.
Krankheitserleben wird ferner von den *Erwartungen und Forderungen der Umwelt* beeinflußt. Gemeinhin wird Kranksein als eine Abweichung

von der Norm, als Störung angesehen und ist daher unerwünscht. Der Kranke kann seinen täglichen Verpflichtungen nicht mehr nachkommen, einige davon müssen von anderen übernommen werden, und außerdem muß der Kranke sich pflegen lassen, was zusätzliche Belastungen für die Umwelt schafft. Vom Kranken wird deshalb meist erwartet, daß er möglichst schnell wieder gesund wird; dies ist eine seiner vordringlichsten Aufgaben. Dafür gesteht ihm die nähere Umwelt zu, daß er für die Dauer seiner Krankheit seine üblichen Verpflichtungen nicht zu erfüllen braucht.

Beeinflußt wird das Erleben von Krankheit auch durch die *Persönlichkeit* des Kranken, d. h. durch seine individuelle Art, sich gegenüber Einflüssen von außen (und von innen) zu verhalten. Viele Menschen reagieren auf Krankheit mit Regression, d. h. mit Rückkehr zu Verhaltensweisen einer früheren Entwicklungsstufe. So wie Kinder in Belastungssituationen wieder einnässen oder am Daumen lutschen, fallen auch viele Erwachsene auf kindliche Formen des Verhaltens und Erlebens zurück, wenn sie sich Belastungen ausgesetzt sehen: Sie werden z. B. außerordentlich egoistisch und fällen häufiger als sonst Fehlurteile, schätzen also Situationen und Reaktionen falsch ein. Das Gefühl, das wohl am meisten mit Krankheit assoziiert wird, ist zweifellos die Angst (Furcht); jedoch ist ihr Auftreten von Art und Schwere der Erkrankung abhängig. Wenn Symptome bewußt werden, wenn über die Art der Erkrankung und die Prognose Ungewißheit besteht, nimmt die Angst zu.

Schließlich ist Krankheitserleben abhängig von dem *Status,* den das Individuum in der Gesellschaft hat. Mit der beginnenden Krankheit und bei stationärer Aufnahme in einem Krankenhaus wird der Betroffene meist seines sozialen Status beraubt; ein Ministerialrat, ansonsten einen gewissen Machtbereich gewohnt, in dem er allein »herrscht«, verliert diesen Status im Krankenhausbett. Hier wird er behandelt wie alle anderen und muß sich den Regeln des Krankenhauses fügen (mit gewissen Privilegien auf Privatstationen).

Die Regression des Kranken bringt nun auch Vorteile: Die Durchführung aller Behandlungsmaßnahmen ist einfacher, wenn der Kranke nicht viel fragt, alles mit sich geschehen läßt und widerspruchslos den Anordnungen des Pflegepersonals folgt. Der allgemeine Interessenverlust, die Konzentration allein auf die Krankheit, der Rückzug aus den bisherigen Aufgaben, Interessen und Verpflichtungen, dienen ebenfalls der Lebenserhaltung und der Überwindung der Krankheit. Alle Energie kann sich auf das abnorme Krankheitsgeschehen konzentrieren. Die Gefahr liegt vielmehr in einer zu starken Regression, wenn sich der Kranke in zu große Abhängigkeit von seiner Krankheit begibt und hypochondrische Züge hinzutreten, wenn er sich also weitere Krankheiten einbildet.

Zum Teil ist Krankheit auch mit Schuldgefühlen verbunden. Da es allgemein bekannt ist, daß z. B. Nikotingenuß zu Lungenkrebs und Alkoholmißbrauch zu Leberinsuffizienz führen, machen Kranke sich zum Teil (und oft zu spät) Selbstvorwürfe, die den Genesungsprozeß behindern können. Zweifellos ist es wichtig für den Kranken einzusehen, auf welche persönlichen Fehlhaltungen das pathologische Organgeschehen zurückgeht, um daraus für zukünftiges Verhalten Konsequenzen zu ziehen. Wichtig ist jedoch auch, daß hier eine vernunftgemäße Verarbeitung erfolgt, da eine zusätzliche emotionale Belastung in Form schwerer Selbstvorwürfe und depressiver Verstimmungen wegen der engen Verbindung zwischen seelischem Geschehen und organischen Vorgängen negativ auf den Heilungsprozeß einwirken können.

Der nächste größere Bereich, von dem das Krankheitserleben abhängt, umfaßt jene Faktoren, die mit der *Krankheit* zusammenhängen. Dies sind die Art der Krankheit, deren Schwere, die daraus resultierende Prognose über den zukünftigen Verlauf, jedoch auch die Lokalisation des pathologischen Geschehens. Für das subjektive Erleben des Patienten macht es einen erheblichen Unterschied, ob es sich um eine Unterschenkelfraktur oder um ein Ekzem im Analbereich handelt, das wiederholte Rektaluntersuchungen erforderlich macht. Die verschiedenen Körperteile des Menschen sind also in unterschiedlicher Weise emotional besetzt. Schließlich beeinflußt auch die Erfahrung des Patienten mit seiner Krankheit das Erleben im individuellen Fall. Es wirkt sich höchst unterschiedlich aus, ob jemand zum ersten Mal von ihm unerklärlichen Symptomen befallen wird oder mit Entstehung, Verlauf und jeweiligen Therapieformen bereits bestens vertraut ist. Krankheiten ohne weitere Folgen wie kleinere chirurgische Eingriffe (z. B. Tonsillektomie, Appendektomie) führen natürlich zu anderen Erlebnisinhalten als solche mit lebenslänglichen Folgen (Lähmungen, Amputationen). Auch erleben chronisch Kranke ihr Leiden (z. B. Diabetes) wegen des Dauerzustandes anders als Patienten mit akuten Erkrankungen.

Als letzten, aber nicht minder wichtigen Einflußbereich schließlich müssen wir *psycho-soziale Faktoren* ansehen. Dazu gehören die Familiensituation, die Partnersituation, die Situation am Arbeitsplatz usw. Wer während der Krankheit Sorgen wegen der Versorgung seiner Kinder, wegen seines Partners/seiner Partnerin oder um den Arbeitsplatz hat, erlebt Krankheit ganz anders als jemand, der im psycho-sozialen Bereich nicht belastet ist. Er kann sich ganz auf die Zusammenarbeit mit den ihn Pflegenden und Behandelnden konzentrieren. Ein Patient mit einer Erkrankung der Herzkranzgefäße, dessen Bruder einem Herzinfarkt erlag, wird seine Beschwerden wahrscheinlich anders erleben als ein Patient, dem erklärt wird, es handele sich um funktionelle Beschwerden,

die mit Wahrscheinlichkeit auf Streß am Arbeitsplatz oder ähnliche Einflüsse zurückgehen.
Insgesamt zeigen Patienten ein breites Erlebensspektrum, das von rationaler Verarbeitung in hilfreicher Zusammenarbeit mit dem Therapeuten auf der einen Seite und starker Regression, Furcht, Abwehr und fehlerhafter Verarbeitung der Krankheit bis hin zur Gefährdung des therapeutischen Geschehens auf der anderen Seite reicht.
Seltener findet man heute bei Kranken eine Haltung, die davon bestimmt ist, daß die Krankheit als Strafe für begangene Sünden angesehen und daher mit Ergebenheit ertragen wird. Es sind zum Teil ältere Patienten mit starker religiöser Bindung, die ihre Krankheit in dieser Weise interpretieren.

6.2 Die psychologische Situation des Patienten im Krankenhaus

Zu den einschneidendsten Erlebnissen am Beginn des Krankenhausaufenthalts gehören für den Patienten die Aufnahme der Anamnese und die *Erstuntersuchung*. Beide erfolgen in der Regel im Mehrbettzimmer durch den aufnehmenden Arzt. Machen wir uns einmal die Situation des Patienten klar: Er hat die Aufnahmeprozedur hinter sich, die überwiegend aus Fragen und Anordnungen bestand und ihn das Verhalten der Krankenhausmitarbeiter als Macht erleben ließ; in vielen Fällen mußte er sich seiner individuellen Kleidung entledigen und die anstaltseigene Einheitskleidung anziehen; er muß sich, auch wenn seine Krankheit dies nicht erfordert, meist dem Liegezwang fügen; er mußte in der Regel lange warten, unwissend und erfüllt von Furcht vor der Krankheit und von Sorge um die Prognose; er hat die Fremdheit der neuen Umgebung noch nicht verarbeitet. Und nun kommt es bei der Untersuchung in Gegenwart »neugieriger« Mitpatienten oft noch zu Entblößungen, zu Untersuchungen in intimen Körperregionen, zu Fragen des Arztes nach persönlichen Dingen und zu anderen peinlichen Prozeduren.
Das Krankenhaus ist ein Ort, an dem sich für die meisten Patienten alle unangenehmen Dinge dieser Welt versammeln: Schmerzen, Tod, Angst, dazu oft noch die Sorge um die daheimgebliebene Familie, um finanzielle Belastungen oder gar um den Arbeitsplatz. Dies alles sind Dinge, die ganz im Hintergrund verschwinden lassen, daß der eigentliche Zweck des Krankenhauses ja darin besteht, Schmerzen, Not, Leid zu lindern, Lebensgefahr und Tod abzuwenden. Dennoch: In das Krankenhaus geht man nicht gern und nicht freiwillig, ins Krankenhaus muß man.
Der wesentliche Vorgang bei der Aufnahme eines Patienten im Kranken-

haus wird von den Soziologen als *Verobjektivierung* bezeichnet. Damit ist gemeint, daß das Personal des Krankenhauses – im wesentlichen die Mediziner – nunmehr ausschließlich am Befund, an der Diagnose, am organischen Verlauf der Krankheit interessiert ist. Der Patient als Person, das Individuum mit seinen sozialen Bezügen und seiner Entwicklung ist häufig von geringer Bedeutung. Es interessieren überwiegend Labor- und Röntgenbefunde und das Ergebnis der klinischen Untersuchung. Dies zeigt sich oft auch in der Art, in der bei der Visite die Ärzte und das Personal – vielleicht unbeabsichtigt, aber verletzend – *über* den Kranken sprechen: in der dritten Person und womöglich noch im allgemeinen Klinikjargon (»Der Magen von Zimmer 4 soll runterkommen«).

Ein Jugendlicher, der wegen einer Knieverletzung eine Woche stationär aufgenommen wurde, gab auf die Frage, was ihm im Krankenhaus am wenigsten gefallen hätte, an: »Immer, wenn ich den Arzt was gefragt habe, hat er mir nicht geantwortet. Er hat einfach mit der Schwester oder den anderen Ärzten gesprochen«.

Der Patient wird reduziert auf ein Organ, einen Fall, der ausschließlich unter naturwissenschaftlichen Gesichtspunkten interessiert. In einer Situation, die wegen der Erkrankung und der neuen, ungewohnten Umgebung ohnehin die Belastungsfähigkeit des Individuums stark beansprucht, muß diese Form der Entpersönlichung zwangsläufig Regression und Angst verstärken.

Dennoch ist die Aufnahme im Krankenhaus in gefühlsmäßiger Hinsicht für den Patienten durchaus ambivalent, d. h. also zweideutig und sich widersprechend. Trotz der befremdlichen und ängstigenden Situation kommt der Patient meist mit der Hoffnung, von Schmerzen befreit zu werden, Erleichterung seines Leidens zu erfahren. Oft ist das Krankenhaus ja die »letzte Rettung« nach einer Reihe von Arztbesuchen und dem Versuch, das Leiden im eigenen Hause zu kurieren.

Für Patienten, die nicht schwerkrank oder die nur zur Beobachtung ins Krankenhaus gekommen sind, bedeutet darüber hinaus der *Liegezwang* eine weitere eigenartige Erfahrung. Aus welchem Grund auch ein Patient stationär aufgenommen wird, er muß sich erst einmal entkleiden und hinlegen. Völlig undenkbar ist es in der Regel, daß ein Patient den Oberarzt bei der Visite stehend oder auf seinem Stuhl sitzend empfängt, auch wenn keine Untersuchung erforderlich ist und lediglich die Krankenkurve »visitiert« wird. Diese für manche Patienten und den Außenstehenden etwas unverständliche Maßnahme hat nun im Krankenhaus eine bestimmte und wichtige Funktion: Der reibungslose Ablauf auf der Station kann von einem im Bett befindlichen Patienten viel weniger

gestört werden als von jemandem, der auf ist und herumläuft. Durch den Liegezwang wird der Patient optimal in den Stationsablauf eingegliedert. Gleichzeitig ist die Möglichkeit der Kontrolle des Patienten sehr erleichtert. Man findet ihn sofort und übersieht – was zweifellos oft notwendig ist – mit einem einzigen Blick die Lage. Weiterhin begünstigt der Liegezwang einen rein sachlichen, auf die Grund- und Behandlungspflege beschränkten Kontakt zwischen Krankenschwester und Patient, der das Personal davor schützt, zu oft und zu intensiv in das oft recht schwere und leidvolle Schicksal des Patienten verwickelt zu werden. Der Liegezwang dient also auch dazu, diesen »Abstand« zwischen Personal und Patient aufrechtzuerhalten.
Diese *Distanz* zwischen der Institution Krankenhaus und dem Patienten, zwischen dem Pflegepersonal und dem kranken Menschen wird auch durch die »fremde Sprache« der Krankenhausmitarbeiter gewährleistet. Die lateinischen Fachausdrücke und krankenhausüblichen Abkürzungen, mit denen das medizinische und pflegerische Personal sich untereinander über den Patienten, seine Krankheit und Therapie verständigt, sind dem Kranken unbekannt, schließen ihn von der Information und Kommunikation aus und verstärken die mit seiner Krankheit ohnehin verbundene Furcht und Ungewißheit zusätzlich. Andererseits kann nicht übersehen werden, daß diese sprachliche Distanzierung den Mitarbeitern des Krankenhauses auch als Schutz der eigenen Person dient, da zu persönliche und intensive Anteilnahme an den Leiden des Patienten sie in ihrer emotionalen Stabilität und damit letzten Endes auch in ihren Möglichkeiten, sich für den Patienten einzusetzen, gefährden könnte.
Insgesamt ist die Aufnahmeprozedur also äußerst sachlich. Zwischenfragen des aufgenommenen Patienten, um Auskunft bittende Angehörige, Eingehen auf die persönliche Situation des Patienten usw. werden eher als störend empfunden, weil sie die Konzentration auf das rein Somatische behindern. Deshalb werden Erklärungen nur auf ausdrückliches Bitten gegeben, und auch dann oft nur ungern, in knappem und vielfach unfreundlichem Ton.

Ein Vater, der seinen dreijährigen Sohn zur Adenotomie im Krankenhaus ablieferte und sich wegen der bevorstehenden Narkose des Jungen Sorgen machte, fragte den Anästhesisten, auf welche Art und Weise der Kleine betäubt werde. »Wieso? Sind Sie Anästhesist?« erhielt er zur Antwort. Und schon war der Arzt wieder verschwunden.

Mangel an Information als nahezu fester Bestandteil der Aufnahmeprozedur gehört also zu den Erfahrungen des Patienten schon am Beginn seines Krankenhausaufenthaltes.

Im weiteren Verlauf macht sich dann mehr und mehr die *Isolierung* bemerkbar: die Trennung von der Familie, von den Arbeitskollegen, von der vertrauten Umgebung. Sie ist für den Patienten gekoppelt mit einer Situation im Krankenhaus, die neue soziale Kontakte nur schwer zuläßt. Im Gegenteil: Im Krankenhaus wird der Patient von sozialen Kontaktmöglichkeiten bewußt ferngehalten.

Der Aufenthalt im Krankenhaus ist nun durch *unbedingte Unterordnung* gekennzeichnet. Der Patient ist den Anordnungen und Weisungen des Personals, das über sehr weitgehende Kontrollmöglichkeiten verfügt, sozusagen ausgeliefert. Alle Handlungen geschehen auf Anordnung und unter Kontrolle des Pflege- oder medizinischen Personals. Der Patient wird bedient und muß sich bedienen lassen. Dies geschieht nach einem bestimmten Ritual. Wer hat sich noch nicht über die sehr frühe Zeit gewundert, zu der im Krankenhaus üblicherweise geweckt wird.

In diesem Zusammenhang ist auch von einer gewissen – natürlich unbeabsichtigten – *Demütigung* des Patienten gesprochen worden. Patienten mit Erkrankungen der Ausscheidungsorgane z. B. erleben es oft als äußerst erniedrigend, immer wieder um einen Einlauf oder den »Schieber« bitten zu müssen. Auch werden Beschmutzungen im Zusammenhang mit Ausscheidungsvorgängen und die sich daraus ergebenden Reinigungsarbeiten des Personals in der Regel als erniedrigend und demütigend erlebt, und oft werden, besonders bei älteren Patienten, die Ausscheidungsvorgänge sogar behindert durch die Angst, etwas zu beschmutzen und das Personal dadurch wieder zu belästigen.

Schließlich verstärkt das *Miterleben schwerer Krankheiten und des Sterbens* die emotional bedrohliche Situation des Patienten, auch wenn er selbst nicht unter einer ernsten körperlichen Erkrankung leidet. Der wenig informierte Patient versucht, seine Krankheit selbst zu deuten, aus Gesprächsfetzen während der Visite Andeutungen zu entnehmen und sich daraus selbst eine Diagnose »zusammenzubasteln«. Wesentliche Informationen bezieht er dabei aus dem Verhalten und den Ratschlägen von Mitpatienten mit ähnlicher Symptomatik. Befürchtet der Patient daraufhin, an einer Krankheit mit ungünstiger Prognose zu leiden, so wird durch Furcht vor den Schmerzen und Leiden, die er um sich herum wahrnimmt, und durch Angst vor dem Sterben sein seelisches Befinden weiter beeinträchtigt und damit der Heilungsprozeß negativ beeinflußt.

Weitere Merkmale der psychologischen Situation des Krankenhauspatienten ergeben sich aus der Tatsache, daß die *Bewegungsfreiheit* des Kranken weitgehend eingeschränkt ist. Verringert die Erkrankung als solche schon die Bewegungsmöglichkeiten des Patienten, so muß er im Krankenhaus durch den schon erwähnten Liegezwang zusätzlich eine starke Einschränkung seiner Bewegungsfreiheit hinnehmen. Dem Patienten bleibt nichts anderes übrig als Liegen, Lesen, Nichtstun voller Grübeln, was häufig als belastend erlebt wird und – sieht man von Erkrankungen ab, bei denen absolute Ruhigstellung erforderlich ist – aus therapeutischer Sicht wenig sinnvoll erscheint.

Ein Zeichen besonderer Abhängigkeit des Patienten im Krankenhaus ist das *Warten.* In erster Linie und weitaus am längsten wartet der Kranke auf die Visite, die im Durchschnitt einmal täglich geschieht. Von ihr erhofft er sich in seiner Ungewißheit und Furcht jedesmal ungeduldig ein wenig Information und Prognose. Häufig erlebt er dann aber, daß er die Fachausdrücke nicht versteht und daß man nicht mit ihm, sondern über ihn spricht. Der Patient traut sich oft nicht, für ihn existenziell wichtige Fragen zu stellen, obwohl er sich oft lange und intensiv auf die Visite als das für ihn wichtigste Ereignis des Tages vorbereitet hat. Auch bietet sich, da die Visite meistens nur zwei bis drei Minuten dauert, kaum Gelegenheit, solche Fragen anzubringen. So wartet der Patient denn auf die nächste Visite, von der er sich erneut erhofft, was er nicht erlangen konnte. Gewartet wird in der Regel auch auf weitere therapeutische und diagnostische Maßnahmen: auf Labor- und Röntgenuntersuchung, Massage, Gymnastik. Ob es das Betten ist oder andere pflegerische Maßnahmen: auf jede Kleinigkeit muß der Patient warten. Dies heißt nicht, daß sich das Warten leicht vermeiden ließe. Ein Dienstleistungsbetrieb mit einer beschränkten Anzahl diagnostischer und therapeutischer Einrichtungen, der von vielen Benutzern in Anspruch genommen wird, kommt ohne Wartezeiten wahrscheinlich nicht aus. Nur scheint es manchmal, daß das Warten zu einem Bestandteil der Gesamtbehandlung im Krankenhaus geworden ist. Sogar auf das Essen und den Besuch von Angehörigen wird gewartet, da die erzwungene Untätigkeit kaum sinnvolle Beschäftigung zuläßt und die Isolierung im Krankenhaus und mangelnde soziale Kontakte den Wunsch nach Besuch verstärken.

Warten bedeutet nun *Abhängigkeit.* Sie drückt sich weiterhin darin aus, daß das außerhalb des Krankenhauses geltende Recht der freien Wahl des Arztes hier weitgehend bzw. ganz eingeschränkt ist. Im Krankenhaus kommt es zu einer Zuordnung von Arzt und Patient nach medizinischen, d. h. funktionell-sachlichen Gesichtspunkten. Dies für die Bewältigung der Erkrankung nun zweifellos förderliche Prinzip bringt den Nachteil mit sich, daß der Arzt den Vertrauensvorschuß, den der in freier Praxis vom Patienten gewählte Arzt bereits hat, hier erst mühselig erwerben muß. Da die Möglichkeit dazu im Krankenhaus wegen der schon geschilderten beschränkten Kontaktzeit zwischen Arzt und Patient stark begrenzt ist, drückt sich dieser Sachverhalt für den Patienten in einem Gefühl der Abhängigkeit aus.

Die dargestellten Vorgänge verstärken das regressive Verhalten des

Patienten. Ohnehin beobachten Patienten im Krankenhaus ihre eigenen körperlichen Vorgänge genauer als andere Menschen. Wenn sie nur wenige oder unzureichende Informationen über ihre Krankheit bekommen, verstärkt sich diese Eigenbeobachtung, da sie sich daraus Anhaltspunkte zur Einschätzung ihrer Situation erhoffen. So werden z. B. häufig ängstlich die Ausscheidungen kontrolliert. Oft ist bei Krankenhauspatienten eine Herabminderung ihrer Fähigkeit zum Bedürfnisaufschub festzustellen. Damit ist der Spannungsbogen gemeint, den der erwachsene Mensch hat, um eine fehlende Bedürfnisbefriedigung ertragen und hinausschieben zu können. Das Warten auf Medikamente, Essen, Besuch von Angehörigen oder bestimmte therapeutische (erleichternde) Maßnahmen kann dann schwer ertragen werden, der Patient wird in dieser Beziehung intoleranter. Dies ist eine frühkindliche Verhaltensweise (der Säugling schreit so lange, bis er die Flasche bekommt), die hier in Form einer Regression ansatzweise wieder gezeigt wird.

Die *Regression* ist nun sicherlich eher eine Folge des Krankenhausaufenthaltes und der Interaktionsformen des Personals mit dem Patienten als, wie man vermuten könnte, eine Folge der Krankheit, obwohl diese und die Persönlichkeit des Patienten die Regression ebenfalls fördern können. Im Krankenhaus wird der Patient jedoch so intensiv kontrolliert und sein Verhalten hängt in so großem Ausmaß von Weisungen, Anordnungen und Plänen ab, daß ihm praktisch nichts anderes übrigbleibt, als daraus in Form regressiven Verhaltens Konsequenzen zu ziehen. Der sachlich anweisende Umgang mit dem stationären Patienten, der erwähnte Liegezwang, der fehlende Kontakt in einer ungewohnten Umgebung, die daraus entstehende Isolierung aus allen bisherigen sozialen Bezügen, der Verlust bisheriger Kompetenzen und Statusansprüche, die mangelnde Information zwingen den Patienten dazu, auf frühere, einfacher strukturierte Befriedigungsformen zurückzugreifen. Das Schulkind verlangt in dieser Situation wieder die Flasche oder nimmt den Daumen, der Erwachsene zeigt eine Vielfalt anderer kindlicher Verhaltensweisen: er läßt sich »bedienen« in einem Rahmen, der über das Erforderliche weit hinaus geht; er liegt interessenlos im Bett, wünscht sich und gehorcht widerspruchslos Anordnungen, ohne zu fragen, wenn er sie nicht versteht; er traut sich nicht zu fragen, zu kritisieren, zu widersprechen; er läßt sich gern füttern und waschen, läßt sich den Topf geben, obwohl er durchaus auch allein zur Toilette gehen könnte.

Zu bedenken ist hierjedoch auch, daß der in der Regel konsumorientierte Mensch unserer Gesellschaft auch zu Hause selten initiativ ist, daß er sich in Ritualen bewegt, die im Krankenhaus ganz anderen Ritualen weichen müssen. Die infantile Struktur kommt hier nur stärker zum Vorschein als zu Hause.

Diese regressiven Verhaltensweisen bringen sowohl Vor- als auch Nachteile mit sich: Insgesamt ist der Umgang mit einem regressiven Patienten oft leichter, auch wenn einige zusätzliche Arbeitsvorrichtungen damit verbunden sind. Stumm läßt der Patient alles mit sich geschehen, ohne Fragen zu stellen, ohne Erklärungen zu fordern, ohne auf der Station herumzulaufen und Unruhe zu verbreiten. Hier unterstützt die Regression des Patienten die Organisation des Krankenhauses. Dann dient dies Verhalten dem Wohl des Patienten insofern, als man sich darauf verlassen kann, daß alle therapeutisch erforderlichen und angeordneten Maßnahmen korrekt ausgeführt bzw. ertragen werden.

Da der Wille zum Gesundwerden, die aktive und von Verständnis begleitete Zusammenarbeit mit dem therapeutischen Personal, die Bewegung des Patienten, sein Interesse an nicht mit der Krankheit verbundenen Dingen nachlassen, ist die psychologische Begleitsituation des krankhaften Geschehens ungünstig. Hierdurch kann wiederum eine Verzögerung des Heilungsprozesses eintreten. Der länger wirksame Einfluß auf die Persönlichkeit des Patienten ist in dieser Hinsicht noch nicht ausreichend untersucht, um erste Vermutungen anstellen zu können.

Die zentralen Fragen des Patienten im Krankenhaus lauten: Was für eine Krankheit habe ich? Wie schlimm ist sie? Werde ich noch mehr Schmerzen erleiden müssen? Wie lange werde ich die Krankheit ertragen müssen? Welche Folgen wird die Krankheit nach sich ziehen?

Aber auch Erleichterung mischt sich zwischen die Sorgen: Endlich geschieht etwas! Nach in der Regel mehreren Arztbesuchen und längerem Leiden fühlt sich der Patient endlich in kompetenten Händen, wird, so fühlt er, die Ursache »an der Wurzel gepackt«. Zuvor ist er jedoch gezwungen, noch einige Schmerzen zu ertragen, die sich aus diagnostischen und therapeutischen Bemühungen ergeben. Erneut eine paradoxe Situation: Der Patient muß sehr oft erleben, daß ihm im Krankenhaus Schmerzen zugefügt werden, obwohl er es doch aufgesucht hat, um von ihnen befreit zu werden.

Neben der Regression ist die Furcht vor der Krankheit der vorherrschende emotionale Zustand des Patienten im Krankenhaus. Aus dieser Furcht leitet sich auch unmittelbar der Gehorsam ab, der dem Krankenhaus vom Patienten angeboten wird. Während leichte und mittlere Schmerzen zu Furcht und Angst führen und auf diesem Wege zu Gehorsam gegenüber Institution und Personal, können sehr starke Schmerzen Todeswünsche auslösen. Dem Krankenhauspersonal begegnet dieser Sachverhalt manchmal bei Karzinom-Patienten im Endstadium, die die Schwester oder Angehörige oder den Arzt um Erlösung bitten. Die Beschwerden werden hier so stark, daß der Tod, ansonsten als etwas Schreckliches und als Tabu angesehen, für den Patienten durchaus zur Alternative wird.

Der Krankenhauspatient befindet sich also in einer Situation, in der er – psychologisch gesehen – wieder zum Kind gemacht wird. Weitgehend isoliert von seinem bisherigen Lebensraum sieht er immer nur wenige Personen in einem kleinen Krankenzimmer, jedoch selten denjenigen, der in dieser Lage für ihn die größte Bedeutung hat, nämlich den Arzt. Viele diagnostische und therapeutische Maßnahmen bleiben für ihn unverständlich, selten erhält er Erklärungen.
Dabei ist die Isolierung des Patienten in der Form, wie sie heute im Krankenhaus in der Regel gehandhabt wird, objektiv gar nicht so weitgehend erforderlich. Viele Patienten sind durchaus noch in der Lage, vom Krankenhaus aus geschäftliche oder private Angelegenheiten zu erledigen, Besuch zu empfangen usw. Dies hat auch gemeinhin einen positiven Effekt auf den Krankheitsverlauf, da es Resignation, Nichtstun und Grübelei verhindert. Da bei einer solchen Regelung mit leichten Beeinträchtigungen des Krankenhausbetriebes gerechnet werden muß, werden diese Selbstverständlichkeiten nur in besonderen Ausnahmesituationen (z. B. Privatstationen, Modellkrankenhäuser) gewährt.
Der gewöhnliche *Tagesablauf* eines Patienten in der oben geschilderten psychologischen Situation sieht etwa so aus: Er wird außerordentlich früh, nämlich noch von der Nachtschwester, geweckt. Danach erlebt er ein ständiges Kommen und Gehen einer Vielzahl von Personen, die aufräumen, saubermachen, das Essen bringen, Fieber messen, das Bett machen usw. Alle sind in Eile und kaum einer hat Zeit. Auch medizinische Informationen können diese Personen nicht geben, sondern müssen den Patienten an den Arzt verweisen. Dann kommen lange Wartezeiten: Warten auf die Visite, die Schwester, das Essen, den Besuch der Angehörigen usw. Und nicht zuletzt: Alles, was passiert, auch die Besuchszeiten, wird streng reglementiert.
Der Patient ist in dieser Situation und bei diesem Tagesablauf fast ohne eigene Entscheidungen: Diagnostische und therapeutische Maßnahmen geschehen ohne sein Zutun, der gesamte Tagesablauf ist fremdbestimmt. Darüber hinaus mangelt es dem Patienten an Information über das, was mit ihm geschieht. Er ist zudem bei Wünschen und Beschwerden auf Gefälligkeiten des Personals und anderer Patienten angewiesen: Um jede Kleinigkeit und Hilfestellung muß er andere bitten. Mit seiner Freiheit ist es zunächst einmal aus: Aufstehen, Essenszeit, Art der Verpflegung, Besuchszeiten usw. werden angeordnet, Rauchen und Alkohol und vieles andere sind verboten. Diese Einschränkungen ergeben sich, wie schon oben angedeutet, oft gar nicht unmittelbar aus der Art der Erkrankung und der notwendigen Therapie.
Schließlich wird die psychologische Situation des Patienten durch seine *Einstellung zur Krankheit* beeinflußt. Oft sind mit der Krankheit Scham-

und Schuldgefühle verbunden, obwohl die Gesellschaft dem Kranken zugesteht, daß er an seiner Erkrankung nicht selbst schuld ist. Scham tritt natürlich dann häufg auf, wenn die Art der Erkrankung Vorrichtungen erforderlich macht bzw. sich auf Körperteile erstreckt, die man der Intimsphäre zurechnet. Oft findet man auch aggressive Einstellungen gegenüber der Krankheit.
Die spezifische Einstellung eines Individuums zu seiner Krankheit ist zunächst abhängig von dessen Persönlichkeit. Es gibt Patienten, die ihre Krankheiten generell sachlich und ungezwungen betrachten, während andere gehemmt und stark emotional reagieren. Sehen einige in der Krankheit etwas Unausweichliches, das man für eine Zeitlang hinnehmen muß, so sind andere voll von Selbstvorwürfen oder Schamgefühlen. Dann beeinflussen bisherige Erfahrungen mit Erkrankungen und ihren Folgen und Begleiterscheinungen die Einstellung zu einem akuten Krankheitsverlauf. Weiterhin ist es die Krankheit selbst, nämlich in erster Linie ihre Schwere, aber auch ihre Art, welche die Einstellung des Patienten zu seiner Krankheit beeinflußt. Während Frakturen, durch die man sich von seiner beruflichen Tätigkeit abgehalten fühlt, eher lästig wirken können, werden chronische Erkrankungen oder solche mit ungünstiger Prognose wesentlich komplexere Einstellungen nach sich ziehen. In diesen Fällen kann die Krankheit als schwere Last empfunden werden oder – wie schon angedeutet – als Strafe. Seltener sind dagegen – sicherlich unbewußte – Einstellungen, in denen im Krankheitsgeschehen ein Gewinn gesehen wird, entweder als finanzieller Gewinn oder in Form von Freisein von beruflicher Tätigkeit.
Wichtig ist es, an dieser Stelle darauf hinzuweisen, daß ein beträchtlicher Teil der Krankenhauspatienten bereits vor der Aufnahme psychische Probleme hat, ohne daß hier auf mögliche Zusammenhänge mit der jeweiligen Erkrankung eingegangen werden soll. Auch können solche seelischen Beeinträchtigungen bei der Aufnahme im Krankenhaus nicht immer bemerkt werden. Wie der Kieler Mediziner Prof. Engelhardt zeigen konnte, müssen etwa ein Viertel der Patienten bereits vor der Aufnahme als emotional labil und etwa zwei Drittel als emotional leicht labil angesehen werden; den Rest der Patienten bezeichnete der Autor als stabil. Diese Zahlen liegen ohne Zweifel über den Daten in der »Normalbevölkerung«, d.h. bei denjenigen, die sich nicht im Krankenhaus befinden. Auf diesen Zusammenhang soll jedoch später noch eingegangen werden. Schon hier wird aber deutlich, daß ein großer Teil der Patienten in psychologischer Sicht schlecht gewappnet einer Situation und einem Tagesablauf entgegentritt, der starke Belastbarkeit erfordert.
Etwa ein Zehntel der Bevölkerung befindet sich jährlich einmal stationär im Krankenhaus. Mit steigendem Lebensalter ergibt sich verständlicher-

weise eine leichte Zunahme in der Häufigkeit. Da die moderne Kleinfamilie (ohne Großeltern, oft Berufstätigkeit der Frau) in Krankheitsfällen kaum noch pflegerische Aufgaben erfüllen kann, ergibt sich auch hieraus eine Zunahme der Krankenhauseinweisungen.

Vom Krankenhaus hat der Patient Vorstellungen, bevor er aufgenommen wird. Aufgrund von Berichten in der Presse, von Gerüchten und von Mund-zu-Mund-Propaganda entsteht relativ schnell ein negatives oder auch positives Bild von einem Krankenhaus, wenn außergewöhnliche Vorfälle die Aufmerksamkeit der Bevölkerung darauf lenken (»ich würde nie nach L., sondern in jedem Fall nach W. ins Krankenhaus gehen«). Jedoch gilt hier, daß die Presse eher von Skandalen, Unglücksfällen und grober Fahrlässigkeit berichtet als von einem geordneten Ablauf der Dinge.

So hält sich in einer Kleinstadt das hartnäckige Gerücht, daß im dortigen städtischen Krankenhaus üble Verhältnisse vorherrschen: Schwerfälligkeit in Notfällen, Fehldiagnosen, unnötige Aufnahmen, Kunstfehler, Fehler bei Behandlungen und vieles mehr sollen dort an der Tagesordnung sein. Ein beträchtlicher Teil der Bürger sucht daher lieber ein 30 Kilometer entferntes Krankenhaus auf, so daß es schon zu Unterbelegungen kam.

Grundsätzlich ist zur psychologischen Situation des Krankenhauspatienten noch festzustellen, daß er der stationären Aufnahme in der Regel nur zustimmen wird, wenn er keine andere Möglichkeit sieht, seiner Krankheit Herr zu werden. Denn im allgemeinen versucht man zunächst, eine Erkrankung zu Hause unter Kontrolle zu bekommen. Wenn dies nicht gelingt, sucht man den Hausarzt auf, und erst wenn auch dessen Möglichkeiten erschöpft sind, erfolgt dann – eventuell nach einer weiteren Überweisung an einen Facharzt – die Einweisung in das Krankenhaus. Der sich hieraus ergebende Schweregrad und die Komplexität der Erkrankung sowie die mit dem bisherigen Krankheitsverlauf verbundene psychische Belastung liegen bereits vor, ehe der Patient jene Vorgänge und Situationen im Krankenhaus erlebt, die hier beschrieben wurden.

7. Mitarbeiter im Krankenhaus

Die im Krankenhaus beschäftigten Personen lassen sich in mehrere Gruppen einteilen: Mediziner (Ärzte), Krankenpflegepersonal (Krankenschwestern und -pfleger), medizinisch-technische Hilfskräfte (Medizinisch-technische Assistentinnen, Röntgenassistentinnen, Diätassistentinnen, Krankengymnasten usw.), Hilfspersonal (Schwesterhelferinnen), Verwaltungs- und Versorgungspersonal.
Im folgenden soll auf die Rollen dieser Berufsgruppen eingegangen werden. Hierbei wird – wie schon oben dargestellt – unter einer Rolle ein Bündel von Verhaltenserwartungen, -verpflichtungen und -aufforderungen und von typischen Verhaltensweisen verstanden.

7.1 Zur Rolle des Arztes

Der Arzt gilt in erster Linie als *Experte* in Fragen der Gesundheit und des Überlebens. Aus der enormen Bedeutung dieser Probleme für den Menschen ergibt sich unmittelbar das hohe Prestige des Arztes, der seit jeher unangefochten an der Spitze der nach sozialem Prestige geordneten Berufe steht. Seine lange und sorgfältige Ausbildung auf einem Gebiet, das für den Menschen im wahrsten Sinne des Wortes lebenswichtig ist, sichert ihm dieses hohe Ansehen.
Dieses Image eines Experten im Bereich der Gesundheit führt nun unmittelbar zu einer bestimmten Autorität. Alle anderen Gesundheitsberufe gelten gegenüber dem Arztberuf als untergeordnet. Der Arzt hat grundsätzlich die Entscheidungsgewalt und die Entscheidungspflicht. Durch seine Entscheidungen nimmt er Einfluß auf das Verhalten der Mitarbeiter und besonders des Patienten. Weicht der Patient in seinen Verhaltensweisen von den Erwartungen des Krankenhauses ab und erfährt er daraufhin eine in Quantität oder Qualität verringerte Zuwendung des Arztes, so empfindet er dies als Sanktion. Für den Erfolg der Therapie ist der Patient jedoch bereit, etwaige Sanktionen des Arztes hinzunehmen. Aber auch das Krankenpflegepersonal muß bei abweichenden Verhaltensweisen mit Sanktionen des Arztes rechnen, da dieser für sein Handeln nicht nur moralisch verantwortlich gemacht wird. Hierauf soll im Kapitel über die Beziehungen zwischen den im Krankenhaus tätigen Gruppen noch näher eingegangen werden.
Der dem Arzt zugeschriebene hohe Sachverstand erstreckt sich nun nicht

allein auf seine Tätigkeit am Patienten, im Labor und im Krankenhaus, sondern auch auf andere gesellschaftliche Bereiche. So sind Werksärzte mit Aufgaben betraut, die sich auf weitere Belange des arbeitgebenden Betriebes ausdehnen, und schließlich kann jeder Arzt seinen Patienten »krankschreiben«, d. h. ihn von der Verpflichtung, an seinem Arbeitsplatz zu erscheinen, entbinden.

Zur Arztrolle gehört die wichtige Forderung, daß dessen Tätigkeit grundsätzlich *auf alle Menschen bezogen* ist; er kann sich seine Klienten nicht auswählen, vielmehr ist er verpflichtet, seine Tätigkeit unabhängig vom Beruf des Patienten, dessen Religion, Rasse usw. auszuüben. Dies wird durch die Praxis einer Reihe von Ärzten, grundsätzlich nur Privatpatienten zu behandeln, nicht aufgehoben, denn z. B. beim Bereitschaftsdienst und in Notfällen werden solche Ärzte gleichermaßen in Anspruch genommen.

Vom Arzt wird ferner erwartet, daß er über seine Tätigkeit am einzelnen Patienten und über die Art seiner Erkrankung sowie über alle persönlichen Dinge, die ihm in Ausübung seines Berufes bekannt werden, *Stillschweigen bewahrt.* Nur in Ausnahmefällen (z. B. bei ansteckenden gefährlichen Krankheiten, bei Vorliegen einer Straftat oder aufgrund einer entsprechenden Erklärung des Patienten) ist er von der ärztlichen Schweigepflicht entbunden.

Die Rolle des Arztes ist insgesamt unmittelbar abhängig vom Patienten. Ohne Patient sind Arzt und Krankenhaus sozusagen überflüssig. Arzt- und Patientenrolle stehen also nicht nur in enger Beziehung, sie sind auch wechselseitig voneinander abhängig; die eine ist ohne die andere nicht denkbar. Dies darf nun nicht zu dem Schluß führen, daß die Träger dieser Rollen sich in der Interaktion, d. h. im konkreten Fall einer Untersuchung und Behandlung, gleichberechtigt gegenüberstehen, denn das Bedeutungsgewicht vitaler Probleme ist hier ungleich verteilt. Der Patient hat nicht die Wahl, ob er krank sein will oder nicht, und auch nicht die Möglichkeit, die Beeinträchtigung seiner Gesundheit selbst zu beseitigen. Die Wiederherstellung von Gesundheit steht zudem an der Spitze seiner Bedürfnisse und Wünsche. Hinzu kommt, daß gesundheitliche Beeinträchtigungen immer und mit vermehrter Technisierung und Umweltverschmutzung zunehmend auftreten werden, und daher die Relation Arzt zu Bevölkerung bzw. Arzt zu Patient vorerst noch ungünstig bleiben wird, so daß das Verhältnis Arzt-Patient nicht symmetrisch ist. Der Patient hat einen Arzt zu finden, der zur Behandlung bereit ist, nicht umgekehrt, er hat lange zu warten, bis er an der Reihe ist, und er muß sich dann weitgehend den Anordnungen dieses Arztes fügen.

Eine der wesentlichen Forderungen an den Arzt ist, daß er *sich emotional neutral verhält.* Auch bei einer schweren Erkrankung des Patienten, die mit großen Schmerzen und eventuell mit schwerwiegenden Folgen für den Patienten selbst und für dessen Familie verbunden ist, soll der Arzt sich gefühlsmäßig zurückhalten und in ärztlich-medizinischer Hinsicht sachlich handeln. Dies dient einerseits dem Schutz des Patienten, der auch bei emotional stärker besetzten Leiden (z. B. Geschlechtskrankheiten, Krankheiten in »intimen« Körperpartien) auf einen sachlichen Verlauf der Untersuchung vertrauen kann, so daß etwaige Hemmungen vor dem Arztbesuch verringert werden. Andererseits dient die emotionale Neutralität dem Schutz des Arztes, der in seiner Tätigkeit beeinträchtigt oder gar behindert werden könnte, wenn er sich mit dem individuellen Leid, dem er begegnet, allzu sehr identifiziert, die Sorge des anderen zu seiner eigenen macht oder zu stark mitfühlt.

Eine bedeutsame Erwartung, die die Gesellschaft mit der ärztlichen Tätigkeit verbindet, ist die *uneigennützige Gesinnung* des Arztes. Die Arztpraxis wird daher nicht als ein auf Gewinn ausgerichteter Gewerbebetrieb angesehen. Dies schließt natürlich nicht aus, daß der Arzt für seine hochqualifizierte Tätigkeit ein angemessenes Honorar erhält, wie es in der ärztlichen Gebührenordnung vorgesehen ist. Gemeint ist vielmehr, daß es angesichts der vitalen Bedeutung der Gesundheit für den – selbst medizinisch unwissenden – Patienten nicht zu überhöhten Honorarforderungen des Arztes im Sinne der Ausnutzung einer Notlage kommen darf.

Ein besonderes Problem ist die *Sprache des Arztes.* Seit jeher klagen Patienten darüber, daß sie ihnen vom Arzt mitgeteilte Untersuchungsbefunde und Therapieanordnungen nicht verstehen können, weil dabei nahezu ausschließlich lateinische Fachausdrücke gebraucht würden. In der Vergangenheit haben sich Sozialpsychologen mehrfach mit dieser Frage beschäftigt, vor allen Dingen damit, daß nahezu alle Ärzte in gleichförmiger Weise dieses Verhalten zeigen und auch entsprechender Kritik kaum zugänglich sind. Es ist vermutet worden, daß ein solches sprachliches Verhalten den sozialen Abstand zwischen Arzt und Patient erhalten hilft. Der Patient fühlt sich wegen seiner Unkenntnis gleich eingeschüchtert und traut sich nun nicht, Nachfragen zu stellen. Dadurch ergibt sich dann eine erhebliche Zeitersparnis für den Arzt. Kritik an diesem Verhalten ist von der Ärzteschaft immer zurückgewiesen worden mit dem Argument, der Patient verstehe das komplizierte Gebiet der Medizin ohnehin nicht, und Halbwissen sei sehr viel schlimmer als Unkenntnis. Deswegen werden auch die medizinischen Hauslexika und entsprechende Artikel über Krankheiten in Illustrierten von vielen Ärzten abgelehnt.

Mit dem Problem des sprachlichen Verhaltens hängt das der *ausschließlich somatischen Orientierung* der heutigen Schulmedizin eng zusammen.

»Schwester, geben Sie bitte der Lunge vorn rechts eine Tasse Tee!« – »Die Leber soll endlich runterkommen!« – »Der Magen von Zimmer 39...« – Diese Beispiele aus dem Krankenhausalltag illustrieren deutlich, wie das Organ im Vordergrund ärztlich-medizinischen Denkens und Handelns steht, wie der Mensch hinter die Erkrankung seines Organs ganz zurücktreten kann. Besonders deutlich wird dies auch in den Arztbriefen, die im übrigen der Patient meist nicht zu sehen bekommt. Gelegentlich trägt der Patient einen verschlossenen Umschlag von einem Arzt zum andern, ohne daß er weiß, was darin über ihn geschrieben steht. In einem solchen Schreiben findet sich eine Reihe exakter Befunde z. B. laborchemischer, röntgenologischer, bakteriologischer Art, die sich auf Körperfunktionen und -organe beziehen, jedoch kaum Auskünfte über den Menschen selbst, also psychologische oder soziologische Daten, die mit der Erkrankung in engem Zusammenhang stehen.
Auch hier begegnen wir wieder der auf das rein Medizinisch-Naturwissenschaftliche verengten Sichtweise, die leicht der Gefahr erliegt, aufgrund einseitigen Interesses an seinem erkrankten Organ den homo patiens, den leidenden Menschen, zu übersehen. Da das subjektive Erleben von Krankheit und die Mitwirkung psychologischer und soziologischer Faktoren bei der Krankheitsentwicklung jedoch in enger Beziehung zum Gesundungsprozeß stehen, sollte der Arzt den Patienten als Subjekt mehr in den Mittelpunkt seiner Tätigkeit stellen, in der freien Arztpraxis ebenso wie im Krankenhaus. Auf diese wichtige Frage soll im Zusammenhang mit der Erörterung psychosomatischer Probleme (Kap. 9.5) noch weiter eingegangen werden.
Schon hier stellt sich aber die Frage, was durch die einseitig somatische Orientierung, durch die Konzentration auf das Organische, durch Auslassen von psychologischen und soziologischen Anamnese-Daten bewirkt wird. Zweifellos tritt der schon beim sprachlichen Verhalten vermutete Effekt ein, daß die Distanz zum Patienten durch die Konzentration auf das Organ aufrechterhalten wird. Die Erörterung persönlicher Probleme, Zustände und Erlebnisse würde Arzt und Patient einander näherbringen, die große Entfernung zwischen ihnen ein wenig verringern.
Von Soziologie und Psychologie werden diese Bedenken nun nicht vorgebracht, um das naturwissenschaftliche Denken in der Medizin wieder einzuschränken. Gerade ihre strenge naturwissenschaftliche Orientierung hat in der Vergangenheit zweifellos zu großen Erfolgen geführt. Der Medizinmann gehört deshalb endgültig der Vergangenheit an. Vielmehr wird gefordert, daß die vorliegenden Erkenntnisse über den Zusammenhang körperlichen und seelischen Geschehens nun auch zu einer Berücksichtigung psychologischer Faktoren, also der persönlichen

Situation des Patienten, führen müssen. Erste Anfänge sind hier in der psychosomatischen Medizin zu beobachten.
Wenn man das *Rollenverhalten des Arztes* erörtert, stellt sich unmittelbar die Frage, warum es eigentlich recht *gleichförmig* ist, wieso sich nahezu alle Ärzte in einander ziemlich ähnlicher Weise verhalten. Eine Erklärung liefern nicht nur die mit diesem Verhalten verbundenen Vorteile, sondern auch einige *Merkmale der äußeren Ausbildungssituation.* Sie ist an den medizinischen Fakultäten und Hochschulen seit langer Zeit relativ einheitlich. Da überdies die universitäre Ausbildung und die sie begleitende Famulatur und die daran anschließende Medizinalassistenten- und Assistenzarztzeit sich über einen recht langen Zeitraum erstrecken, ist allein damit bereits ein nachhaltiger Einfluß auf die Persönlichkeit des zukünftigen Arztes verbunden. Dann muß bedacht werden, daß etwa ein Drittel aller Medizinstudenten aus Arztfamilien stammt; damit ist eine Beeinflussung der Persönlichkeit im Sinne der Herausbildung konformer Einstellungen und arzttypischen Verhaltens schon vor Aufnahme des Studiums weitgehend eingeleitet. Weiterhin wird von den ärztlichen Standesverbänden, in denen jeder Arzt Mitglied ist, eine intensive *Standespolitik* betrieben.
Natürlich darf auch nicht übersehen werden, daß der Ärztemangel, die Zunahme der Häufigkeit von Erkrankungen, fehlendes technisches Personal, der Mangel an Hilfskräften und die geringen Gebührensätze der gesetzlichen Krankenkassen den Arzt dazu zwingen, in relativ kurzer Zeiteinheit eine große Zahl von Patienten »durchzuschleusen«. Hierbei ist die Einengung der Tätigkeit auf den organischen Bereich zweifellos hilfreich. Zudem macht es die ungenügende Ausbildung des Mediziners in Psychologie, Soziologie und Sozialmedizin und nicht zuletzt der immer noch begrenzte Forschungs- und Wissensstand der psychosomatischen Medizin dem Arzt außerordentlich schwer, sozio-psychologische Begleiterscheinungen und Krankheitsursachen angemessen zu berücksichtigen.
Das Verhalten des Krankenhausarztes wird auch dadurch beeinflußt, daß seine *Tätigkeit im Krankenhaus von vorübergehender Natur* ist. Assistenzärzte verlassen nach der Facharztanerkennung in der Regel das Krankenhaus und Stationsärzte versuchen, Oberarztstellen zu erlangen. Lediglich Oberärzte auf Lebenszeit und Chefärzte verbleiben einen längeren Zeitraum an einem und demselben Krankenhaus. Hierdurch ergibt sich für den Arzt eine Orientierung an vorgesetzten Ärzten, da diese auf die weitere Laufbahn Einfluß nehmen können.

7.2 Zur Rolle der Krankenschwester / des Krankenpflegers

Die Rolle der Krankenschwester ist eine Berufsrolle, die für die Institution Krankenhaus typisch ist; Krankenhaus und Krankenschwester sind zwei fest miteinander verbundene Begriffe.

Zu den wesentlichen *Aufgaben* der Krankenschwester gehört zunächst die Pflege des Kranken, da dessen Familie diese Aufgabe meist nicht übernehmen kann oder die Schwere oder Art der Erkrankung einen Krankenhausaufenthalt erforderlich machen. Wie beim Arzt ist diese Tätigkeit ohne Ansehen der Person auf jedermann bezogen. Diese Pflege erstreckt sich auf *Grund- und Behandlungspflege,* wobei im Bereich der Behandlungspflege pädagogisch-psychologische Maßnahmen eingeschlossen sind. Eine bedeutsame weitere Funktion liegt in der *Vermittlerrolle* zwischen Arzt und Patient; so werden Informationen und Anordnungen vom Arzt an den Patienten oft durch die Krankenschwester übermittelt, und umgekehrt gibt die Schwester Beobachtungen und Wünsche des Patienten an den Arzt weiter. Die vermittelnde Tätigkeit erstreckt sich auch auf die »Übersetzung« der Arztsprache gegenüber dem Patienten und dessen Angehörigen. Zweifellos ist die Krankenschwester für viele Patienten im Krankenhaus eine Art *Muttersatz,* die hier die wesentlichen Bedürfnisse befriedigen hilft. Für diese Mutterrolle spricht besonders, daß im Krankenhaus in erster Linie eher kindliche Wünsche befriedigt werden müssen wie Betten, Füttern, Waschen usw.

Es ist daher kein Wunder, wenn Krankenschwestern mit idealistischen Vorstellungen ihren Beruf ergreifen und dann bald von der eintönigen Routine auf der Station (Betten machen, Patienten waschen, Urinflaschen leeren usw.), von der Notwendigkeit zur Verrichtung einer Vielzahl berufs- und ausbildungsfremder Arbeiten, von der mangelnden Möglichkeit, sich dem Patienten persönlich zuzuwenden, enttäuscht sind. Während der Ausbildung in der Krankenpflegeschule war noch nicht abzusehen, daß sie einmal »Mädchen für alles« werden würden.

Grundsätzlich ist in die berufliche Tätigkeit der Krankenschwester die Erwartung eingeschlossen, daß sie den an einer körperlichen Erkrankung leidenden *Patienten emotional unterstützt,* d. h. ihm die damit verbundenen seelischen Belastungen ertragen hilft. Die Kenntnis und Erfahrung vergleichbarer Fälle, ihrer Folgen und Prognosen, versetzt sie manchmal in die Lage, diese Aufgabe zu erfüllen. Auch wird von ihr erwartet, daß sie in Konfliktfällen auf Patienten erzieherisch einwirkt. Diese Erwartungen hinsichtlich ihrer beruflichen Tätigkeit beanspruchen die Krankenschwester weit über die täglichen Routinearbeiten hinaus und sind oft neben der täglichen Stationsarbeit gar nicht zu leisten.

Die Schwestern einer Station haben, ihrer jeweiligen Stellung entsprechend, *unterschiedliche Kompetenzen.* Die Station wird im pflegerischen Bereich von der Stationsschwester geleitet. Ihr zur Seite steht eine Vertretung, die Zweitschwester. Die Betreuung in den Krankenzimmern erfolgt durch examinierte Schwestern und Krankenpfleger, denen Schülerinnen, Schwesternhelferinnen und (teilweise) Hilfskräfte für Reinigungsarbeiten usw. zur Seite stehen. Anlässe für Rivalitäten und Konflikte gibt es hier viele, sowohl zwischen Angehörigen unterschiedlicher Status- als auch Altersgruppen.

Während früher als *Motiv für die Wahl des Berufs* der Krankenschwester und bei der Auswahl des Berufsnachwuchses der Begriff der »Berufung« eine große Rolle spielte, tritt dieser heute mehr und mehr in den Hintergrund. Unabhängig von der Problematik dieses Begriffs, der mit den langen und unregelmäßigen Arbeitszeiten, mit der früher eher kargen Entlohnung und der eingeschränkten Freizeit – die Krankenschwestern waren jederzeit abrufbar und im Hause anwesend – eng verbunden gesehen werden muß, setzt sich heute eher das Kriterium der »Eignung« als Ausleseprinzip des Krankenschwesternnachwuchses durch. So ergibt sich denn auch ein erheblicher Teil der unter Schwestern auftretenden Konflikte aus den gegensätzlichen Auffassungen und Einstellungen zwischen älteren Schwestern, die sich berufen fühlen, und jüngeren, die in ihrem Beruf eine Tätigkeit wie jede andere auch sehen: mit geregelter Arbeitszeit, angemessener Entlohnung, Trennung zwischen Dienst und Freizeit usw.

Überhaupt scheint es deutlich voneinander abgrenzbare *Typen von Krankenschwestern* zu geben, die sich in ihren wesentlichen Einstellungen und Verhaltensweisen voneinander unterscheiden, wie Befragungen von berufstätigen Krankenschwestern ergaben. Zunächst gibt es *konfessionell gebundene und religiös orientierte* Schwestern, die in ihrem Dienst tatsächlich noch ein »Dienen« sehen, bei denen die Sorge um den Patienten an erster Stelle ihrer Motive steht, denen die Pflege der ihnen anvertrauten Kranken so wichtig ist, daß Freizeit, Vergütung und geregelter Dienst von geringerer Bedeutung sind. Die zweite Gruppe besteht aus Schwestern, die man als *berufs- bzw. pflege-identifiziert* bezeichnet hat. Sie interessieren sich sehr für ihre Tätigkeit, versuchen, die damit verbundenen Aufgaben und Maßnahmen zu verstehen, zu lernen und sich ständig fortzubilden; sie unterscheiden sich von der ersten Gruppe im wesentlichen durch die fehlende konfessionelle Bindung und starkes Interesse an Ausbildung und Weiterbildung. Die dritte Gruppe schließlich hat man als *job-orientierte* Schwestern bezeichnet. Sie legen großen Wert darauf, zwischen Dienst und Privatleben/Freizeit streng zu trennen, sind fünf Minuten vor Dienstschluß schon umgezogen, sehr an angemessener Bezahlung und zusätzlicher Vergütung interessiert und

während des Dienstes häufig bei Kaffeepausen im Stationszimmer anzutreffen.
Oft beobachtet man auch, daß ursprüngliche Motive, nämlich anderen Menschen helfen zu wollen, sich für Kranke einzusetzen, Leid verringern und ertragen zu helfen, die am Beginn einer Ausbildung zur Krankenschwester und zum Krankenpfleger vorhanden waren, nicht durchgehalten werden: während der Ausbildung fallen sie nach und nach der Realität der täglichen Stationsroutine zum Opfer. Da die Schwesternschülerin und der Krankenpflegeschüler mehrere Male während der Ausbildungszeit beurteilt werden, besteht hier ein deutlicher Zwang zur Anpassung. Selbst ältere Schwestern rufen jüngere vom Krankenbett fort mit dem Hinweis, es gäbe so viel zu tun, daß keine Zeit für »unnütze« Gespräche mit Patienten sei.
Es ist festzustellen, daß die Zahl der weltlichen, nicht konfessionell gebundenen Schwestern zunimmt, während die der Ordensschwestern kontinuierlich zurückgeht. Diese Entwicklung geht einher mit der Beobachtung, daß auch Schwestern sich zunehmend darauf besinnen, ihre Tätigkeit wie jede andere zu betrachten. Etwa die Hälfte aller Schwestern ist heute noch verbandsgebunden. Während früher Krankenschwestern in der Regel unverheiratet waren und dies auch blieben, sich ganz ihrer Berufung widmeten, heiraten heute 80 von 100 Schwestern in den ersten fünf Jahren nach Abschluß ihrer Berufsausbildung an der Krankenpflegeschule. Oft wird mit der Heirat bzw. mit der Geburt des ersten Kindes die berufliche Tätigkeit aufgegeben, so daß auch die durchschnittliche Dauer der Berufstätigkeit examinierter Schwestern in den vergangenen Jahrzehnten kontinuierlich abgenommen hat. Dies hat dann zu einem Engpaß in der Versorgung mit Krankenschwestern geführt, so daß man ausländisches Personal anwerben mußte. Inzwischen hat sich die Situation geändert; der Andrang zu den Krankenpflegeschulen hat erheblich zugenommen, so daß bereits Wartelisten geführt werden. Gleichzeitig hat sich die Zahl der Krankenpflegeschülerinnen mit qualifizierten Schulabschlüssen erhöht; ein erheblicher Teil sind bereits Abiturientinnen. Erhöht hat sich ebenfalls der Anteil der Lernschwestern an allen Krankenschwestern auf ungefähr ein Viertel. Im Zuge dieser Entwicklung gibt es bereits Bestrebungen, die ausländischen Krankenschwestern wieder in ihre Herkunftsländer zurückzuschicken.
Die *Arbeitsbedingungen* des Krankenpflegepersonals gelten als nicht günstig. Die Überalterung der Krankenhäuser und die Personalknappheit haben in der Vergangenheit zu starker Überbeanspruchung der Mitarbeiter geführt. Auf geregelte Arbeitszeit kann im Krankenhaus nicht immer streng geachtet werden. Zum Teil werden von examinierten Krankenschwestern regelmäßig Tätigkeiten ausgeübt, die eher eine

hauswirtschaftliche oder Büroqualifikation erfordern. Nicht selten ist der Anteil berufsfremder Tätigkeiten auf über die Hälfte der gesamten Tätigkeit geschätzt worden (Reinigungsarbeiten, Formulare bearbeiten, Material und Medikamente besorgen, Inventar prüfen usw.).

Die *Aufstiegschancen* der Schwestern im Krankenhaus sind sehr begrenzt. Infolgedessen besteht zwischen ihnen oft eine starke Konkurrenzsituation. In diesem Bereich Reformbestrebungen durchzusetzen, ist deswegen besonders schwierig, weil die Tätigkeit der Krankenschwester sehr lange als »Dienen« aufgefaßt wurde, so daß man ihr im Grunde moralisch nicht zubilligt, nach den für andere Berufe selbstverständlichen Gesichtspunkten Freizeit und Vergütung zu beanspruchen. Vor allem in den katholischen Ordensgemeinschaften, die immer noch einen relativ hohen Anteil der Krankenschwestern stellen, haben das Gelöbnis der Armut und des Gehorsams gewerkschaftliches Denken und entsprechende Forderungen nicht aufkommen lassen. So wirkt sich die überholte Tradition, der Beruf einer Krankenschwester sei eine Berufung, heute noch dergestalt aus, daß die Freizeit des Krankenpflegepersonals weiterhin eingeschränkt wird durch die Gewohnheit, Krankenschwestern in zum Krankenhaus gehörenden Wohnheimen unterzubringen.

Obwohl die Arbeitszufriedenheit des Krankenpflegepersonals in den letzten zwei Jahrzehnten kontinuierlich gestiegen ist, auch wegen der zunehmend sachgerechten Vergütung und zusätzlicher Sozialleistungen, ist sie heute dennoch vergleichsweise gering. Dies hängt zusammen mit der immer noch unzureichend geregelten Arbeitszeit in vielen Krankenhäusern, aber auch mit der spezifischen Tätigkeit des Personals. Notfälle und Erkrankungen treten nun einmal unabhängig vom 8-Stunden-Tag ein. Der wesentliche Grund dafür, daß die Zunahme der Arbeitszufriedenheit stagniert, sind aber die sehr geringen Aufstiegsmöglichkeiten. Schließlich ist auch der Einfluß der eingangs beschriebenen besonderen Organisation des Krankenhausbetriebes zu berücksichtigen. Da Kompetenzen von oben nach unten stark abnehmen, die Zahl der Stellen oben jedoch stark begrenzt ist, ist die Mehrzahl des Krankenpflegepersonals in Selbständigkeit und Entscheidungsgewalt relativ beschränkt. Wenn dann noch die besondere Art der Tätigkeit, der Umgang mit Kranken und Notfällen, die Konzentration von »Befehlsgewalt« an einigen wenigen Stellen erforderlich macht, muß sich dieser Sachverhalt, vor allem wenn man mehrere Jahre täglich damit lebt, zwangsläufig auf die Zufriedenheit mit der Tätigkeit auswirken.

Trotz der teilweise ungünstigen Arbeitsbedingungen und der eingeschränkten beruflichen Aufstiegsmöglichkeiten würde nach jüngsten Befragungen die überwiegende Mehrheit des Krankenpflegepersonals, nämlich vier Fünftel, ihren Beruf jedoch noch einmal wählen.

Noch nicht abzuschätzen ist der Einfluß der *zunehmenden Arbeitsteilung* auch im Bereich des Pflegepersonals auf die Arbeitszufriedenheit. So haben wir heute schon Operations-, Anästhesie-, Intensivpflege-, Endoskopie-, Röntgen-Schwestern und andere Spezialisierungen. Diese Differenzierung führt nicht nur zu einer höheren Qualifikation und zu größerer Routine bei der jeweiligen Tätigkeit, sondern auch zu einer wesentlichen Einengung des Arbeitsfeldes, verbunden mit einer größeren Monotonie des Arbeitsablaufes. Es empfiehlt sich daher, solche Spezialisierungen nach Ablauf einer gewissen Zeit zu wechseln. Dies trifft besonders auf stark belastende Tätigkeiten wie z. B. auf Intensivstationen zu. Einige Krankenhäuser sind daher dazu übergegangen, die Schwestern auf diesen Stationen nach Ablauf von zwei Jahren auszutauschen.
Die *Bevölkerung hat* von der Krankenschwester eine ganz bestimmte *Klischee-Vorstellung*. Das liegt teilweise daran, daß dieser Beruf bis zum Ersten Weltkrieg vornehmlich von »höheren Töchtern« ergriffen wurde, denen Ehelosigkeit, Gehorsam, Pflichterfüllung und völlige Hingabe an den Beruf selbstverständlich waren. Obwohl sich die Zeiten inzwischen geändert haben, ist von diesem Image nicht viel abgebröckelt. Krankenschwestern wird weiterhin besonderes Vertrauen entgegengebracht und der Vortritt gelassen, obwohl ihr soziales Prestige oft überhöht eingeschätzt wird.

7.3 Spezialisten, Schwesternschülerinnen und Lernpfleger, Hilfskräfte und Schwesternhelferinnen, Verwaltungs- und Versorgungspersonal

Unter *Spezialisten* werden im Krankenhaus Medizinisch-technische Assistentinnen, Röntgenassistentinnen, Diätassistentinnen, Krankengymnasten usw. verstanden. Diese haben nur teilweise eine Krankenpflegeausbildung. Sie stellen im Krankenhaus eine relativ geschlossene Gruppe dar und sind bestrebt, sich vom »einfachen« Pflegepersonal deutlich abzugrenzen. Hintergrund dieser Bemühungen ist die Einschätzung der Pflegetätigkeit (Grundpflege) als eine eher geringwertige Arbeit, zu deren Ausübung es keiner besonderen Qualifikation bedürfe. Dem entspricht auch die Tatsache, daß in der Vergangenheit in relativ großem Umfang sogenannte Hilfsschwestern mit Pflegeaufgaben betraut wurden, deren Ausbildung aus einer kurzen Anlernzeit bestand. Auch ist die Distanz zwischen Spezialisten und Ärzten geringer als die zwischen Pflegepersonal und Ärzten, so daß darin eine Aufwertung der Tätigkeit der Spezialisten gesehen wurde.
Hilfsschwestern oder *Schwesternhelferinnen* sind angelernte Kräfte aus der Zeit des Schwesternmangels, als es auch mit aufwendigen Werbemaß-

nahmen nicht gelang, eine ausreichende Zahl junger Mädchen für den Beruf der Krankenschwester zu interessieren. Sie werden im wesentlichen in der Grund-, teilweise auch in der Behandlungspflege eingesetzt. Ihre zahlenmäßige Bedeutung wird im Zuge der natürlichen Personal-Fluktuation und aufgrund des Nachrückens der großen Schülerinnen- und Lernpfleger-Jahrgänge absinken. Für den Patienten sind sie von examinierten Schwestern kaum zu unterscheiden, da sie aufgrund ihrer langen Tätigkeit und Erfahrung in der Praxis und ihren individuellen Fähigkeiten entsprechend nahezu alle Aufgaben erfüllen. In der Krankenhausorganisation sind sie jedoch Schwestern zweiter Klasse bzw. gar keine »richtigen« Schwestern, denen es auch mit größter Mühe und bei optimalen Fähigkeiten in diesem Beruf nicht möglich ist, ohne eine zusätzliche langwierige Ausbildung aus dem Hilfsstatus in die Position einer examinierten Schwester zu avancieren. Sie unterscheiden sich wiederum von *Hilfskräften,* die auf der Station ausschließlich für Reinigungs- und Küchenarbeiten eingesetzt werden und mit Patienten seltener in engeren Kontakt kommen.

Das *Verwaltungs- und Versorgungspersonal* schließlich kommt mit Patienten gar nicht in Berührung; hier handelt es sich um mittelbares Personal, das dennoch zum reibungslosen Funktionieren des ganzen Betriebes einen wesentlichen Beitrag leistet. Die Bedeutung dieser Tätigkeit wird jedoch von den unmittelbar am Kranken tätigen Personal nicht immer hoch eingeschätzt.

Schwesternschülerinnen und *Lernpfleger* befinden sich noch in der Ausbildung. Ihr Einsatzort im Krankenhaus wechselt daher von Zeit zu Zeit. Das Wesentliche ihrer Rolle im Krankenhaus liegt darin, daß alle anderen Gruppen sie für Neulinge halten, die noch nicht so viel wissen und können wie die erfahrenen und langjährigen Mitarbeiter. Sie befinden sich daher ständig in der »Gefahr«, von anderen Anweisungen empfangen zu müssen.

Die Gruppe der *Pfleger* ist im Krankenhaus, besonders in konfessionellen und psychiatrischen Kliniken, relativ isoliert. Nur schwer läßt sich das herkömmliche Bild des Krankenpflegepersonals als eines ausschließlich weiblichen Berufes ändern. Dies zeigt sich auch darin, daß die Ausbildung häufig noch getrennt erfolgt und daß die Pfleger oft geschlossen auf einigen wenigen Stationen eingesetzt werden.

Die Gruppe der Spezialisten, Hilfsschwestern, Hilfskräfte, Schwesternschülerinnen und Lernpfleger sowie des Versorgungspersonals unterscheiden sich hinsichtlich ihrer Nähe zum Patienten und ihres Ausbildungsstandes. Aus dieser Situation ergeben sich vielfältige Möglichkeiten der Rivalitäten untereinander und zum examinierten Krankenpflegepersonal, auf die noch näher eingegangen werden muß.

8. Beziehungen und Konflikte im Krankenhaus

8.1 Kommunikation, Konflikt

Die immer noch zunehmende Technisierung des Krankenhausbetriebes und der ständige wissenschaftliche Fortschritt machen die schon mehrfach erörterte hochgradige Arbeitsteilung und, damit zusammenhängend, die Spezialisierung des Personals auf jeweils einen kleinen Ausschnitt der Diagnostik oder Therapie erforderlich. Mit dieser Entwicklung sind sowohl Vorteile (z. B. bessere Qualifikation und größere Routine des Personals) als auch Nachteile (stärkere Monotonie des Arbeitsablaufes, mangelnder Überblick über das Gesamtgeschehen, geringere Qualifikation in Nachbargebieten) verbunden. Mit zunehmender Arbeitsteilung geht die Notwendigkeit erhöhter Kommunikation einher. Denn wenn eine ursprünglich von einer Person ausgeübte Tätigkeit auf mehrere Personen verteilt wird, müssen diese Personen einander über Art und Ergebnis ihrer Einzeltätigkeit informieren, um erfolgreich arbeiten zu können.
Die *Kommunikation auf horizontaler Ebene* – zwischen den einzelnen Bereichen im Krankenhaus: dem medizinischen, dem pflegerischen und dem Verwaltungsbereich, aber auch zwischen den Abteilungen und Stationen – wird zunächst durch das unterschiedliche Fachwissen der Angehörigen dieser Bereiche behindert.

Wenn Ärzte z. B. mit guten Argumenten die Anschaffung eines kostspieligen diagnostischen Gerätes fordern und Verwaltungsfachleute dies unter Hinweis auf die geringe Rentabilität ablehnen, dann wird an dieser Stelle die Kommunikation gestört. Verwaltungssachbearbeiter verstehen viel von Buchhaltung und Amortisation, aber nicht viel vom möglichen Nutzen einer solchen Anschaffung. Ärzte schätzen den medizinischen Wert des Gerätes richtig ein, übersehen aber leicht wirtschaftliche Gesichtspunkte.

Die *Kommunikation in vertikaler Richtung* wird oft gehemmt durch die vorhandenen Statusunterschiede. Zunächst ist zu beobachten, daß die Kommunikation sehr viel häufiger von oben nach unten als umgekehrt stattfindet. Dies liegt einerseits daran, daß hauptsächlich Anweisungen erteilt werden, andererseits an den vorhandenen Statusunterschieden, welche Angehörige von niedrigerem sozialen Status daran hindern, solche höheren Status anzusprechen. Dann folgt die Kommunikation von oben nach unten bzw. umgekehrt, ohne daß dabei Statussprünge gemacht werden, d. h. sie geht z. B. vom Patienten über die Schwesternhelferin zur

Schwester und dann zur Stationsschwester, bzw. vom Stationsarzt über den Oberarzt zum Chefarzt. Zwei Drittel bis drei Viertel aller kommunikativen Kontakte im Krankenhaus erfolgen *innerhalb von Gruppen,* also innerhalb der Gruppe der Ärzte oder Schwestern oder des weiteren Personals. Der geringe Rest besteht aus Kontakten *zwischen den Gruppen;* und hierbei geht die kommunikative Initiative in der überwiegenden Zahl der Fälle von oben nach unten, also vom Arzt aus (Richtung Schwester) bzw. von der Schwester aus (Richtung Stationshilfe) usw. Für das gute Funktionieren der Krankenversorgung ist zweifellos mehr Kommunikation zwischen den Gruppen, mehr auch von unten nach oben notwendig. Dies betrifft vor allen Dingen Beobachtungen, die am Patienten gemacht werden. Insofern wirken sich die Begrenztheit der Kommunikation und deren einseitige Richtung störend und hemmend auf das Funktionieren des Betriebes aus.

Über die *Gründe dieser eingeschränkten Kommunikation* im Krankenhaus sind viele Vermutungen angestellt worden. Sie lassen sich insgesamt auf das Beharren auf Statusprivilegien zurückführen, auf das willentliche Abgrenzen von Gruppen mit als geringwertig angesehener Ausbildung und Tätigkeit. Dies zeigt sich auch darin, daß Kommunikation zwischen verschiedenen Statusgruppen nur über dienstliche Belange erfolgt, innerhalb von Statusgruppen jedoch auch über private Dinge. Gerade im Krankenhaus bedeutet jede Unterbrechung des Kommunikationsflusses eine empfindliche Störung des Betriebes und jede unzureichende Kommunikation eine Behinderung. Um so unverständlicher ist es, daß diese Nachteile und Störungen bisher nicht zu einer Änderung der Kommunikationsformen geführt haben.

Eigenartigerweise ist auch die Bereitschaft des Personals zur Teilnahme an Stationsbesprechungen, die Ärzte und Schwestern integrieren, nicht sehr hoch. Solche Versuche an ausgewählten Krankenhäusern ergaben, daß nur ungefähr ein Viertel des Personals bereit war, bei solchen Veranstaltungen regelmäßig mitzuarbeiten. Als Grund wurde für die Ärzte angenommen, daß diese es als Zeitverschwendung empfanden, mit dem Pflegepersonal über Maßnahmen und Patienten zu sprechen, da es von den medizinischen Dingen ja doch nichts verstünde. Es entsprach auch nicht dem herkömmlichen Bild vom Arzt, der immer in Eile ist, daß er nun plötzlich ein bis zwei Stunden Zeit haben wollte, um mit dem Personal zu diskutieren. Beim Krankenpflegepersonal wurde angenommen, daß die Scheu zu groß war, sich zu sachlichen Belangen der Station und zu Patienten in Gegenwart der als sehr viel kompetenter geltenden Ärzte zu äußern. So sind in einer Vielzahl von Krankenhauseinrichtungen diese Versuche, die Kommunikation zum Wohle der Einrichtung und des Patienten zu verbessern, gescheitert.

Kommunikation wird *gefördert durch die räumliche Nähe der Kommunizierenden.* Damit ist Kommunikation zwischen Abteilungen, z. B. zwischen der Röntgendiagnostik und der Station, von vornherein seltener als innerhalb einer Station, obwohl gerade zwischen Abteilungen wichtige Informationskanäle verlaufen. Die Schwester bzw. der Pfleger sollten sich daher um Kommunikation *zwischen* Abteilungen bemühen, weil hierdurch wertvolle Informationen weitergegeben werden, die sowohl im Interesse des Personals als auch des Patienten liegen.

Konflikte im Krankenhaus zwischen Gruppen und innerhalb von Gruppen sind einerseits abhängig vom Ausmaß der stattfindenden Kommunikation. Ist diese ohnehin gering, sodann auch die Möglichkeit, Konflikte durch Aussprache zu lösen. In diesem Fall wird man Antipathie und Ressentiments für sich behalten oder offene Abneigung zeigen, in seltenen Fällen jedoch zu einer Lösung kommen. In besonderem Maße wird jedoch die Möglichkeit zur Vermeidung und Aufarbeitung von Konflikten von den besonderen Belastungen der jeweiligen Arbeitssituation beeinflußt. Gerade im Krankenhaus, wo sich so viel Leid und Sterben ereignen, wo in Notfallsituationen alles sehr schnell gehen muß, wo nahezu alle Kommunikation aus Anordnungen besteht, wo die einzelne Schwester jahrelang und unabsehbar (wegen der begrenzten Aufstiegschancen) in gleicher Position arbeiten muß, treten nicht nur besonders leicht Konflikte auf, sie sind auch besonders schwer zu lösen.

Auf horizontaler Ebene häufen sich Konflikte hauptsächlich zwischen den großen Funktionsbereichen, im wesentlichen zwischen den Medizinern und dem Verwaltungsbereich, aber auch zwischen dem medizinischen und dem Pflegereich und diesem und dem Verwaltungsbereich. Die Ursachen für solche Konflikte werden zum überwiegenden Teil in der unterschiedlichen Qualifikation der Angehörigen der Funktionsbereiche und der daraus resultierenden Geringschätzung der Tätigkeit des jeweils anderen gesehen. Statt alle Angehörigen des Krankenhauses als notwendige Glieder eines funktionierenden Ganzen mit unterschiedlichen Aufgabenbereichen zu betrachten, die sich zum reibungslosen Funktionieren ergänzen müssen und jeweils ohne den anderen nicht auskommen, wird die eigene Tätigkeit ungleich höher eingeschätzt und für wichtiger angesehen als die der anderen. Hieraus resultiert in Konfliktsituationen ein Beharren auf der eigenen Kompetenz und Qualifikation statt des Versuchs, eine Kompromißlösung zu finden.

Innerhalb der Funktionsbereiche treten ebenfalls Konflikte auf, z. B. zwischen der Chirurgie und der Inneren Abteilung oder zwischen Medizinern und Psychiatern/Psychologen; und schließlich in vertikaler Richtung zwischen Vorgesetzten und Untergebenen, z. B. der Stationsschwester und der examinierten Schwester.

8.2 Die Arzt-Patient-Beziehung

Die erste Begegnung des Patienten mit dem Arzt wird im Krankenhaus bestimmt durch die Notwendigkeit und Merkmale der *ersten Untersuchung.* Diese besteht in der Regel aus einer Anamnese und einer körperlichen Untersuchung, meist in Gegenwart anderer Patienten. Schon die erste Beantwortung anamnestischer Fragen über Art und Entstehung der Krankheit, über die Beschwerden und Begleiterscheinungen kann für den Patienten eine sehr unangenehme Prozedur sein, wenn die Fragen des Arztes den Intimbereich, persönliche Dinge oder eventuell Tabubereiche berühren. Dies gilt besonders, aber keineswegs nur für Geschlechtskrankheiten und Erkrankungen der Geschlechtsorgane. Die mit der anschließenden körperlichen Untersuchung verbundene Entblößung und die oft, zumal bei Anwesenheit anderer Patienten, als peinlich empfundenen einzelnen Untersuchungsvorgänge stellen für den Patienten eine zusätzliche psychische Belastung dar, die im Einzelfall so stark sein kann, daß der Patient sich gehemmt fühlt, auf die Fragen des Arztes offen zu antworten und seinerseits dem Arzt Fragen zu stellen, die ihm selbst wichtig sind. Im übrigen dient das sich an die Untersuchung anschließende ärztliche Gespräch der Diagnosestellung, der therapeutischen Instruktion und der Information des Patienten über Diagnose und Therapie.

Erschwerend wirkt sich in dieser Situation die *individuelle Lage des Patienten* aus. Mit seiner Erkrankung belastet, sieht er sich selbst im Mittelpunkt allen Geschehens, hält seine Krankheit für das Wichtigste überhaupt und überschätzt somit seinen individuellen Fall im Ablauf des Tagesgeschehens in der Aufnahme oder auf der Station oder beim Arzt. Für die Schwestern und Ärzte ist der einzelne Patient jedoch einer von vielen, die im Laufe eines Tages versorgt werden müssen. Es entsteht also hier eine starke Diskrepanz in der Einschätzung der Bedeutung des individuellen Falles durch Patient und Personal.

Das für den Patienten wichtigste Ereignis des Tages, nämlich die *Visite,* enttäuscht ihn in der Regel sehr. Jetzt geht der Arzt auf die persönliche psycho-soziale Situation des Patienten als möglichen Einflußfaktor beim Krankheitsgeschehen kaum noch ein (außer in psychosomatischen Abteilungen). Der Arzt interessiert sich bei der Visite in erster Linie für die Krankheitskurve. Zaghafte Versuche des Patienten, zu fragen oder Auffälligkeiten oder Befürchtungen anzusprechen, sind selten. Der Arzt spricht hauptsächlich mit eventuell anwesenden anderen Ärzten, ansonsten mit der Krankenschwester. Daher traut sich der Patient in der Regel nicht, bei der Visite etwas zu fragen; er hofft jedesmal, aus den

Gesprächsfetzen für ihn wichtige Informationen entnehmen zu können. Das Gespräch am Krankenbett wird meist über den Patienten geführt (in der dritten Person), nicht mit ihm; es dient der Fortsetzung der Krankenkurve und neuen therapeutischen Anweisungen an das Pflegepersonal, nach der Diskussion von physiologischen und pathologischen Befunden. Oft geschieht dies in geflüsterter Sprache, durchsetzt mit einer Menge lateinischer Fachausdrücke. Wenn dann in der dritten Person über den Patienten gesprochen wird, bekommt das Ganze für ihn etwas Geheimnisvolles.

Im *psychiatrischen Krankenhaus* werden diese Merkmale der Arzt-Patient-Beziehung besonders deutlich. Hier sind ärztliche Visiten seltener. Die Therapie der Patienten erfolgt meist nicht unmittelbar durch den Arzt, sondern durch das Krankenpflegepersonal. Der Arzt kontrolliert lediglich Menge und Art der verschriebenen Medikamente und trifft gegebenenfalls neue Anordnungen. Die Abhängigkeit des Patienten vom Arzt ist in der Psychiatrie also noch stärker.

Der *Anteil psychogener Faktoren* bei der Entstehung organischer und funktioneller Erkrankungen ist sehr hoch. Die entsprechenden Untersuchungen verschiedener Autoren lassen vermuten, daß bei etwa einem Drittel aller Patienten, die mit organischen oder funktionellen Leiden zum Arzt kommen, psychologische, d. h. psycho-soziale Bedingungen zur Krankheitsentstehung beigetragen haben. In der Inneren Medizin begegnet man diesem Sachverhalt z. B. immer wieder in Gestalt von Magengeschwüren, für deren Entstehung man einfach keine organisch-pathologischen Befunde sichern kann, die also nur symptomatisch behandelt werden können. Weitere Untersuchungen von Prof. Engelhardt und zwei Kollegen an der Kieler Universitätsklinik haben gezeigt, daß in der Hälfte aller Fälle die behandelnden Ärzte keine Kenntnis vom Einfluß der persönlichen Vorgeschichte auf die Beschwerden der Patienten hatten; dies galt auch für die Stationsschwestern. Drei Viertel der Patienten hatten jedoch erwartet, daß der behandelnde Arzt auch ihre Persönlichkeit berücksichtige, während dies nur bei einem Zehntel von ihnen geschah.

Der Patient erhofft sich vom Arzt ein bißchen Zeit, damit dieser ihm zuhören, ihn verstehen und informieren kann. Oft werden diese Hoffnungen nicht erfüllt. Die schon oben beschriebene regressive Reaktion des Patienten hat auch in diesem Sachverhalt ihre Wurzeln.

Es gibt in der medizinischen Psychologie eine große Anzahl von Forschungsberichten über die *Bedeutung der Information* bei der Behandlung von Patienten. Wenn man sich jedoch die Praxis im Krankenhaus anschaut, gewinnt man den Eindruck, als ob hiervon wenig Kenntnis genommen wird. So ist die durchschnittliche Verweildauer bei stationären Patienten, die genau über Diagnostik, Prognose und Therapie orientiert sind, wesentlich kürzer als die von Patienten, welche über diese Dinge im Dunkeln gelassen werden. Damit hat die korrekte Information einen im wahrsten Sinne des Wortes heilsamen Einfluß auf die Genesung. Vorstellen kann man sich diesen Sachverhalt vermutlich nur, wenn man annimmt, daß die ausreichende Information sich positiv auf die emotionale Befindlichkeit auswirkt und diese wiederum in enger Beziehung zum körperlichen Geschehen steht. So verlassen bei vergleichbaren Erkrankungen Patienten, die im Krankenhaus in emotional stabiler Verfassung sind, das Krankenhaus schneller als andere. Auch hält sich ein Patient, der z. B. über Wirkung, Zusammensetzung und Zweck eines Medikaments sachlich aufgeklärt wurde, viel eher an die Anweisung zur Medikation als ein weniger gut informierter. Weiterhin wird mit exakter Information auch eher erreicht, daß der Patient an die Wirkung des Medikaments innerlich glaubt; dies ist für die Wirksamkeit außerordentlich wichtig.

Mit der Information des Patienten im Krankenhaus ist es nun nicht gut bestellt. Der Arzt als Respektsperson, der mit großer Eile die Visite absolviert und dabei oft mit Kollegen oder Schwestern spricht, redet über den Patienten, nicht mit ihm; er scheidet für den Patienten als Informationsgeber meist aus. Häufig wird der Patient auf andere Abteilungen oder an den Arzt verwiesen. »Da müssen Sie schon den Arzt fragen« bekommt er allenthalben zu hören. Auch die Schwester ist gehalten, bei Wünschen nach Information über Diagnose, Krankheitsverlauf und Therapie an den Arzt zu verweisen, da gesetzliche Bestimmungen das Recht zu solcher Information dem Arzt vorbehalten. Sie sollte daher bei entsprechenden Wünschen von Patienten, aber auch von Angehörigen, nicht nur lapidar obige Antwort geben, sondern auf eine konkrete Situation hinweisen, in der die gewünschten Informationen gegeben werden können, z. B. auf die nächste Visite oder die Sprechzeit für Angehörige. Weiterhin kann die Schwester den Arzt bei passender Gelegenheit darauf aufmerksam machen, daß ein bestimmter Patient um Informationen über Diagnose oder Therapie oder Prognose gebeten hätte, und dies evtl. mit dem Hinweis auf eine günstige Situation (z. B. »er ist gerade allein im Zimmer«) verbinden; falls erforderlich, kann sie den Arzt auch an die Notwendigkeit der Information erinnern.

Im Fall fehlender Information ist der Patient auf eigene Deutungen und Erklärungen angewiesen, die im ungünstigsten Fall uferlos sein können. Deswegen ist allein die Tatsache, daß der Arzt sich die Zeit nimmt, den Patienten zu informieren, ihn für so verständig hält, daß dieser Aufwand sich für ihn zu lohnen scheint, von positivem Einfluß auf die emotionale Stabilität und Sicherheit des Patienten. Denn Information bedeutet

ebenfalls Beachtung und Wertschätzung der Person sowie Begründung der angeordneten Maßnahmen.
Aus alledem ist keinesfalls der Schluß zu ziehen, daß jedem Patienten uneingeschränkt die volle Wahrheit über Diagnose und Prognose gesagt werden sollte. Man muß sich im Einzelfall vielmehr fragen, wieviel Information der Patient jeweils aufnehmen kann und wieviel er benötigt, um in der ohnehin unsicheren und belastenden Situation stabiler zu werden. Auch hängen Art und Menge der Information vom intellektuellen Niveau des Patienten ab. Zweifellos verstehen nicht alle Patienten alle Erklärungen. Schließlich muß man, insbesondere bei ungünstigen Prognosen, bei der Entscheidung über Art und Umfang der Information die möglichen oder wahrscheinlichen Reaktionen des Patienten einfühlend berücksichtigen. Wichtig ist, daß der Patient im Regelfall grundsätzlich über Diagnose, Krankheitsursache, -zustand, -verlauf und -prognose unterrichtet wird, jedoch in einer nach Art und Umfang auf seine individuelle Lage und seine Persönlichkeit abgestimmten Form.
Die schon erwähnte Untersuchung von Prof. Engelhardt zeigt, daß lediglich ein Drittel der Patienten bei der Entlassung aus dem Krankenhaus eine richtige Vorstellung über ihre Diagnose hatten, noch nicht einmal ein Viertel richtige Vorstellungen über die Therapie.
Eine Untersuchung des Medizin-Soziologen Prof. Siegrist zeigt darüber hinaus, daß Patienten desto weniger informiert sind, je schwerer ihre Krankheit ist. Hier wird deutlich, daß von einer angemessenen Information des Krankenhauspatienten noch nicht die Rede sein kann. Änderungen werden sich vermutlich nur ergeben, wenn nicht mehr nur der Arzt allein das Recht hat, den Patienten zu informieren, sondern auch die Krankenschwester. Dieser Information des Patienten durch die Schwester müßte jedoch eine Information der Schwester durch den Arzt vorausgehen. Das Bedenken, die Krankenschwester übersähe den medizinischen Bereich nicht in ausreichender Weise, so daß es zu Fehlinformationen kommen könne, dürfte bei der hochqualifizierenden und sorgfältigen Ausbildung der Krankenpflegeschulen nicht bestehen. In sehr komplizierten Fällen kann der Arzt immer noch hinzugezogen werden. Da die Schwester den Patienten häufiger sieht als der Arzt und somit ein viel vertrauteres Verhältnis zu ihm hat, ihm auch mehr Zeit widmen kann, da überdies die soziale Distanz zwischen Schwester und Patient viel geringer ist als zwischen Arzt und Patient, werden die oben beschriebenen Hemmungen und Barrieren bei der Kommunikation leichter überwunden.

8.3 Die Schwester-Patient-Beziehung

Bei der Interaktion zwischen Schwester und Patient spielt die *Information des Patienten* bzw. dessen Wunsch nach Information wiederum eine bedeutsame Rolle. Immer wieder wendet sich der Patient an die Schwester mit der Bitte, ihm die Diagnose mitzuteilen, falls sie ihm nicht bekannt ist. Vor allen Dingen sind es aber Fragen nach der Prognose, die die Schwester immer wieder zu hören bekommt: Wann wird es besser werden? Wie lange werde ich noch im Krankenhaus bleiben müssen? Dann möchte der Patient wissen, warum bestimmte diagnostische oder therapeutische Maßnahmen angeordnet werden und welchem Zweck sie dienen. Besonders bei schmerzhaften Eingriffen ist er darauf angewiesen, eine genaue Begründung für deren Notwendigkeit zu erhalten. Schließlich interessiert er sich für die Wirkung von Medikamenten und für den Zusammenhang zwischen der Gabe bestimmter Medikamente und seiner Erkrankung. Einen großen Teil dieser Fragen kann die Schwester durchaus beantworten, ohne dem Arzt damit ins Gehege zu kommen. Allzu leicht verweist sie aber – bei der üblichen Hektik und Arbeitsüberlastung auf der Station nur zu verständlich – auch bei solchen Fragen an den Arzt. Doch sind informierte Patienten meist zugleich zufriedene Patienten, und diese wiederum erleichtern die Tätigkeit auf der Station. Gibt die Schwester ausweichende Antworten, so macht sich der Patient – vor allem, wenn dieser Vorgang sich wiederholt bzw. auch andere Schwestern sich so verhalten – allmählich darüber Gedanken, fängt an zu grübeln, versucht Gründe dafür zu finden, warum man ihm etwas verschweigt, und entwickelt eventuell eigene Vorstellungen über Diagnose und Prognose, die gar nicht zutreffen. Im extremen Fall wird er dem Pflegepersonal gegenüber Mißtrauen zeigen. Eine solche, für Patienten und Schwester gleichermaßen ungünstige Entwicklung läßt sich durchaus mit einigen wenigen Auskünften und Begründungen vermeiden.

Jedoch ist die Schwierigkeit zu bedenken, daß die Weitergabe von Information an den Patienten auch die Verantwortung für diese Information einschließt; diese liegt nun naturgemäß beim Arzt. Und die Patienten selbst möchten lieber vom Arzt als vom Pflegepersonal aufgeklärt werden; für sie ist das Wort des Arztes, der schließlich die Diagnose stellt und die Art der Therapie anordnet, viel wichtiger. Schließlich muß berücksichtigt werden, daß mit einmaliger Aufklärung nur etwa die Hälfte der Patienten über ihre Erkrankung tatsächlich richtig informiert sind, wie Erhebungen gezeigt haben, und ein weiteres Fünftel der Patienten selbst bei größter Mühe nicht über ihre Krankheit aufgeklärt werden konnte.

Das *Gespräch zwischen Patient und Schwester* darf jedoch nicht auf sachliche Hinweise der Schwester beschränkt bleiben, denn die Erkrankung bringt für den Patienten immer auch emotionale Probleme mit sich. Da der Patient im Krankenhaus von seinem bisherigen Lebenskreis getrennt und weitgehend isoliert ist, ist die Krankenschwester – abgesehen von Mitpatienten – oft sein einziger Zuhörer. Leider zwingen ihre Arbeitsbedingungen die Schwester, das Zuhören recht bald unter irgendeinem Vorwand abzubrechen; und nicht selten passiert es, daß eine ältere Schwester oder die Stationsschwester ein solches Gespräch mit dem Hinweis beendet, es seien noch so viele andere Dinge zu erledigen. Oft wird diese Art des Umgangs mit dem Patienten auch als Zeitvergeudung angesehen, da ein Gespräch meist nicht als notwendiger Bestandteil der Grund- oder Behandlungspflege akzeptiert wird. Diese Auffassung ist noch weit verbreitet, obwohl in wissenschaftlichen Untersuchungen schon längst der Nachweis gelungen ist, daß die emotionale Versorgung des Patienten ebenso wichtig ist wie die körperliche und daß sie auch den Heilerfolg begünstigt.

Der *Aufwand an pädagogisch-psychologischer Zuwendung* zum Patienten, für Gespräche und aktives Zuhören, läßt sich durchaus in Grenzen halten, wenn man die Zeit der Grund- und Behandlungspflege und der übrigen Tätigkeit im Krankenzimmer dazu benutzt. Dabei müssen allerdings die Belange anderer Patienten ebenfalls berücksichtigt werden; auch sollte die »Dosis« wieder von der individuellen Lage des jeweiligen Patienten abhängig sein. Dabei kommt es nicht so sehr darauf an, was man mit dem Patienten bespricht oder was dieser der Schwester erzählt, sondern vielmehr darauf, *wie* dies geschieht und von welcher Art die psychologische Situation ist, in der das Gespräch geführt wird.

Schon die Medikamentenzuteilung ist eine Situation, die sich unter Berücksichtigung der Befindlichkeit des Patienten und der beabsichtigten Wirkung des Medikaments, vielfältig variieren läßt. So sollte eine Schlaftablette mit anderen Worten gegeben werden als ein aufmunterndes Stimulans. Jedes Medikament hat sozusagen seine spezifische Zuteilungsform, die der beabsichtigten Wirkung entsprechen sollte, so daß diese Wirkung parallel eingeleitet wird: in körperlicher wie in emotionaler Hinsicht.

Oft ist in der Vergangenheit gefordert worden, die Krankenschwester möge mehr *persönliche Anteilnahme* am Schicksal und Leid des einzelnen Patienten zeigen. Diese Forderung resultierte aus den Klagen vieler Patienten, im Krankenhaus sei alles so unpersönlich, und der für viele Patienten schweren Situation werde durch das Verhalten der Schwestern oft nicht Rechnung getragen. Von Schwesternseite wurde eingewandt, daß in ein Krankenhaus nun einmal jene Patienten kämen, die am schwersten erkrankt seien, und wolle die Schwester überall echte

Anteilnahme zeigen, würde sie bald unter dieser Last zusammenbrechen und sich heillos verstricken. Dies ist zweifellos ein gewichtiges Argument. Aber es darf natürlich nicht dazu führen, daß das Krankenpflegepersonal sich auf die Verrichtung technischer Handgriffe beschränkt und sich gefühlsmäßig neutral verhält. Andererseits muß die gefühlsmäßige Anteilnahme beherrscht sein und sich, um die Schwester nicht zu stark zu belasten, in Grenzen halten. Dies erscheint – vor allem jüngeren und unerfahrenen Schwestern – zunächst als unlösbare Aufgabe, insbesondere dann, wenn auch noch Rivalitäten zwischen den Patienten entstehen, wenn z. B. einer eifersüchtig wird, weil er meint, die Schwester wende sich zu sehr einem anderen zu, bevorzuge diesen und vernachlässige ihn selbst. Dann hilft nur noch das Vertrauen darauf, daß Routine und Erfahrung dazu befähigen werden, sich zwischen diesen Anforderungen und möglichen Konflikten »hindurchzuschlängeln«. Sicher ist in jedem Fall, daß die so wichtige emotionale und soziale Atmosphäre im Krankenzimmer weitgehend vom Verhalten der Schwester abhängig ist und daß diese durch ihr Verhalten auf den Heilerfolg deutlich Einfluß nehmen kann.

Das Verhalten des Krankenpflegepersonals wird nicht nur vom Verhalten der Patienten, von den äußeren Arbeitsbedingungen und dem Verhalten des Arztes beeinflußt, sondern auch von nichtbewußten Faktoren, die in der Persönlichkeit der Schwester selbst liegen. So bestehen z.B. *Vorurteile* gegenüber bestimmten Bevölkerungsgruppen, die sich direkt auf das Verhalten gegenüber Angehörigen dieser Gruppen auswirken, auch wenn man selbst glaubt, man habe sich in dieser Hinsicht unter Kontrolle. Jeder hat schon die Erfahrung gemacht, daß man gegenüber bestimmten Personen sofort Sympathie empfindet, gegenüber anderen jedoch Abneigung. Solche spontanen Gefühle fließen nun auch in das Verhalten des Krankenpflegepersonals gegenüber Patienten ein. Weiterhin werden sich Merkmale der eigenen Persönlichkeit auf das Verhalten gegenüber dem Patienten auswirken. Wer in der Interaktion mit einem Patienten ängstlich ist, muß damit rechnen, daß er diese Angst auf den Patienten überträgt; und ähnlich verhält es sich mit einer Vielzahl anderer Verhaltensmerkmale wie Unsicherheit, Ratlosigkeit oder Verwirrtheit.

Gelegentlich läßt sich auch beobachten, daß einzelne Krankenhausmitarbeiter *Aggressionen* an Patienten »abreagieren«. Es soll hier nicht erörtert werden, wie diese Aggressionen entstehen – dafür ist die Vielfalt der möglichen Ursachen viel zu groß. Wichtig ist jedoch, zu berücksichtigen, daß Patienten sich dagegen kaum wehren können. In der schon beschriebenen Abhängigkeitssituation müßten sie in einem solchen Fall befürchten, in Zukunft von der jeweiligen Schwester benachteiligt zu werden; dies muß den meisten Patienten jedoch als in ihrer Lage bedrohliche Situation erscheinen. Sie werden somit gezwungen, das aggressive Verhalten einfach hinzunehmen; im ungünstigsten Fall entstehen dabei Gefühle der Ohnmacht und Hilflosigkeit. Auch unkontrollierte Machtausübung des Personals, gelegentlich als Entgleisung zu beobachten, muß unter diesem Aspekt betrachtet werden. Da wegen der schon angegebenen geringen Aufstiegschancen im Krankenhaus und des hierarchischen Ordnungs- und Unterordnungssystems das Selbstwertgefühl der Mitarbeiter zwangsläufig leiden muß, sind diese Formen des Machtmißbrauchs gegenüber abhängigen Patienten keinesfalls als Böswilligkeit zu werten, sondern eher als (unbewußter) Versuch, hier auszugleichen. Hinzuweisen ist allerdings darauf, daß ein solches Verhalten dem reibungslosen Funktionieren des Krankenhausbetriebes leider entgegenkommt.

Von Bedeutung für den Umgang mit dem Patienten ist schließlich die *Sprache der Krankenschwester,* die häufig geeignet ist, die regressive Tendenz des Patienten zu verstärken: »Jetzt essen wir aber schön!« – »Na, wie haben wir denn geschlafen?« – »Jetzt wollen wir aber mal schön aufstehen!« Da die Regression des Patienten Vorteile mit sich bringt – im Krankenhaus ist mit »kindlichen« Patienten leichter umzugehen – ist dieses Sprachverhalten beim Krankenhauspersonal immer noch zu beobachten. Der Wille des Patienten zur Selbständigkeit, sein Mut und seine Zuversicht werden hierdurch jedoch nicht gefördert.

Zu einer bedeutsamen Beeinflussung und Änderung des Schwestern-Patienten-Verhältnisses hat die Einführung des Schichtdienstes geführt. Während früher die Schwester nahezu die Funktion einer Bezugsperson hatte, weil ein Patient von einer bestimmten Schwester von morgens bis abends betreut wurde, begegnet dem Patienten heute während eines Tages im Krankenhaus eine Vielzahl von Personen, so daß die Herstellung eines engeren Kontaktes oder gar eines Vertrauensverhältnisses außerordentlich erschwert ist. Dieser Tribut mußte der geregelten Arbeitszeit und der – sicher notwendigen – Spezialisierung gezollt werden.

8.4 Das Arzt-Schwester-Verhältnis

Die Beziehung zwischen Schwester und Arzt wird von einer großen Zahl von Faktoren beeinflußt, die sowohl in der Persönlichkeit und im Verhalten der Beteiligten liegen als auch in der Organisation des Krankenhauses und in den Arbeitsplatzverhältnissen.

Zunächst beeinflussen ganz vordergründige, für die tägliche Arbeit

jedoch bedeutsame *berufsspezifische Fähigkeiten* der Schwester das Verhältnis zum Arzt entscheidend: Injektionen geben, Blut abnehmen, Verbände anlegen usw., darüber hinaus aber auch z. B. ihre Belastbarkeit und Selbständigkeit, ihre Lernfähigkeit und ihr Kontaktvermögen.
In Wechselwirkung mit diesen Einflußfaktoren bestimmt das *allgemeine Arbeitsklima,* d. h. also die Art und Weise, wie auf einer Station oder in einer Krankenhausabteilung miteinander kommuniziert wird, das emotionale Beziehungsverhältnis zwischen dem medizinischen und dem pflegerischen Personal. In Abteilungen, in denen das Prinzip der Kooperation vorherrscht mit dem leitenden Gedanken, daß die zu erfüllenden Aufgaben arbeitsteilig und funktional bewältigt werden müssen unter weitgehender Anerkennung der Gleichberechtigung, sind die Voraussetzungen für ein konfliktfreies und emotional ausgeglichenes Klima viel eher gegeben als in Abteilungen, die streng status- und kompetenzbezogen sind. Wenn der Schwester vom Arzt jede Kompetenz in medizinischen Fragen abgesprochen wird, wenn er sie im Sinne des alten Leitbildes als Dienerin betrachtet, die lediglich Aufträge auszuführen hat, entstehen sicherlich bald Minderwertigkeits- und Abhängigkeitsgefühle, die eine symmetrische Kommunikation ausschließen.
Am stärksten beeinflußt wird das Verhalten der Schwester auf der Station vom *Stationsarzt,* denn von ihrer Beziehung zu ihm hängt die Stellung der einzelnen Schwester im Team ab. Ihr Ansehen steigt oder sinkt, je nachdem ob sie vom Stationsarzt geschätzt wird oder nicht. Dies führt zwangsläufig zu einer gewissen Rivalität zwischen den Schwestern.
Der *Informationsfluß vom Arzt zur Schwester* über diagnostische Erkenntnisse bei Patienten und den Zweck therapeutischer Anordnungen ist weitgehend noch mangelhaft. Hier liegt ebenfalls eine bedeutsame Konfliktquelle, wenn die Schwester blindlings Anordnungen auszuführen hat, ohne deren Sinn ganz zu verstehen. Auch würden ihr Erklärungen und Begründungen des Arztes das Gefühl geben, anerkannt zu sein und als Teil eines Teams akzeptiert zu werden. Besonders problematisch wird die Situation, wenn die Schwester die Anordnungen für falsch oder nicht ausreichend hält, unzureichende oder keine Begründungen für deren Durchführung bekommt und wenn vom Arzt auf der sofortigen Ausführung bestanden wird. In solchen Fällen wird das gute Arbeitsklima weitgehend zerstört, so daß als Folge auch eine Beeinträchtigung der Qualität der Schwesterntätigkeit befürchtet werden muß.
Die Qualität der Arzt-Schwester-Beziehung hängt jedoch nicht nur von sprachlichen Äußerungen ab. Auch der Tonfall, in dem Begründungen und Anordnungen gegeben werden, und begleitende Mimik und Gestik sind von erheblicher Wirkung. Bereits eine unbedeutende oder falsch verstandene Handbewegung, ein fahrlässiger oder nicht richtig beurteil-

ter Gesichtsausdruck können zu Schlußfolgerungen und Verhaltensweisen führen, welche die weitere Zusammenarbeit empfindlich stören. Besonders groß und unter Umständen folgenreich ist die Gefahr, daß *emotionale und soziale Probleme* entstehen und die Zusammenarbeit der dort beschäftigten und die Qualität ihrer Arbeit beeinträchtigen, auf der Intensivstation. Die Tätigkeit auf kleinstem Raum unter enormem, durch die Schwere der Erkrankungen und die häufigen Sterbefälle bedingtem Streß beansprucht das Personal mehr als auf allen anderen Stationen. Um den Belastungen standhalten zu können, ist gerade hier eine sehr gute Zusammenarbeit zwischen Schwestern und Ärzten erforderlich.

8.5 Autorität im Krankenhaus

Autorität zeigt sich im Krankenhaus zwischen den verschiedenen Statusgruppen: zwischen dem Pflegepersonal (einschließlich des medizinisch-technischen und therapeutischen Hilfspersonals) und dem Patienten, zwischen dem Arzt und dem Patienten und zwischen Arzt und Pflegepersonal.

Endpunkt der Autoritätskette, die in der schon beschriebenen Weise von oben nach unten funktioniert, ist der Patient. Drei Gruppen im Krankenhaus – das Pflegepersonal, die Spezialisten und die Ärzte – haben zu ihm direkten Kontakt, das Pflegepersonal, das zahlenmäßig zudem die größte Gruppe bildet, am intensivsten und längsten. Was täglich im Krankenhaus geschieht, wird unter wesentlicher Beteiligung der Ärzte von dieser Gruppe bestimmt.

Die fachliche Autorität liegt bei den Ärzten. Nach einer Umfrage des Hamburger Medizinpsychologen Koch unter 800 Ärzten glauben 70 Prozent von ihnen, zum Arzt müsse man geschaffen sein, seine Tätigkeit könne man nicht erlernen. Diese Autorität wird nicht nur von ihnen beansprucht, sondern ihnen auch von den anderen Gruppen zugebilligt. Da die Ärzte im Krankenhaus seltener in Erscheinung treten und nur zu bestimmten Zeiten (wie z. B. während der Visite) Anordnungen geben, schwebt ihre Autorität sozusagen immer über allen Maßnahmen.

Das geringste Ausmaß an Autorität besitzt der Patient. Dessen Abhängigkeit von Schwestern und Ärzten ist bereits erörtert worden. Wenn daher von Autorität im Krankenhaus die Rede ist, ist diese immer von »oben nach unten« wirksam, geht also nie vom Patienten aus. Gelegentliche Alltagsbeobachtungen, die von diesem Sachverhalt abweichen, bedeuten keinesfalls, daß diese Feststellung nicht zuträfe. Es ist hier – wie schon mehrere Male – die Gesetzmäßigkeit gemeint (wie es sich allgemein verhält), von der in Einzelfällen durchaus Abweichungen möglich sind, ohne daß damit die Gültigkeit der »Regel« beeinträchtigt wird.

Als Mittel der Anmaßung von Autorität wird das *Zurückhalten von Information* angesehen. Zum Teil sind es Ärzte, die gegenüber Schwestern und Patienten mit Informationen zurückhaltend sind, aber auch Schwestern, die dem Patienten teilweise Auskünfte nicht geben, zu denen sie durchaus berechtigt und in der Lage wären. Der Übergang zu ungerechtfertigter Autoritätsausübung durch Informationszurückhaltung oder gar zu Machtmißbrauch ist schwer zu bestimmen. Er hängt unter anderem auch vom Befinden und der Persönlichkeit des Patienten ab. Mißbrauch von Autorität und Macht im Krankenhaus liegt jedoch in jedem Fall dann vor, wenn aggressive oder gar sadistische Tendenzen zu beobachten sind:

Während des Unterrichts in Psychologie berichtete ein Lernpfleger, auf seiner Station, wo Suizid-Patienten der Magen ausgepumpt wird, würde man bei renitenten oder unsympathischen Patienten einen besonders dicken Schlauch verwenden, um ihnen dies »ein für allemal auszutreiben«. Einige Schwesternschülerinnen erzählten, man könne zu diesem Zweck auch die Zusammensetzung des Glycerin-Wasser-Gemisches bzw. dessen Temperatur (bei Einläufen) verändern.

In Abteilungen oder auf Stationen, deren Arbeitsweise und Umgang der Mitarbeiter stark von der Autorität einiger weniger Personen abhängen, findet man oft einen Arbeitsstil mit einem hohen Ausmaß an Kontrolle, mit Anordnungen, die keine Einwände und Fragen zulassen, und geringen Informationsfluß. Es wird immer nur so viel Information weitergegeben, wie zum Funktionieren der Station oder der Abteilung unbedingt erforderlich ist. Deswegen werden gemeinsame Besprechungen der Mitarbeiter auch nicht für erforderlich gehalten.

In der medizinischen Soziologie ist das allgemeine Krankenhaus, und mehr noch das psychiatrische Krankenhaus, oft als Ort angesehen worden, an dem es wegen der Hilflosigkeit des Patienten und der daraus resultierenden relativ starken Machtposition des Personals oft zu *Autoritätsentgleisungen* kommen soll. Hierzu sind verschiedene Erklärungsversuche vorgetragen worden. Einerseits hat man angenommen, die verfestigten hierarchischen Strukturen des Krankenhauses und die überkommenen Standesprivilegien führten zu einer langfristigen Unterdrückung des Personals, das nun seinerseits den Patienten als »Ventil« benutzte und benutzen müsse, um zu kompensieren und sich »Luft« zu verschaffen. Dann ist vermutet worden, und zwar besonders für das psychiatrische Krankenhaus, daß diejenigen, die den Beruf der Schwester oder des Pflegers ergreifen, schon aggressiv-sadistische Persönlichkeitseigenschaften hätten, für deren Befriedigung sie sich nun einen geeigneten Beruf suchten. Weiterhin ist eine tiefenpsychologische Theorie zur Erklärung herangezogen worden, nach der jeder Mensch in erster Linie nach Machtausübung strebe, in der Regel aber daran gehindert werde und nun von der Hilflosigkeit des Patienten verführt werde, ihm gegenüber seine Machtstellung auszuspielen.

Dem Wahrheitsgehalt dieser Erklärungsversuche kann man mit den herkömmlichen Methoden sozialwissenschaftlicher Forschung kaum auf die Spur kommen. Eindringlich muß allerdings vor der Gefahr gewarnt werden, daß einzelne Fälle, von denen berichtet wird, in unzulässiger Weise so verallgemeinert werden, daß der Eindruck entsteht, eine bestimmte Praxis sei im Krankenhaus gang und gäbe. Damit täte man denjenigen Unrecht, die sich Tag für Tag zum Wohl der ihnen anvertrauten Patienten abmühen.

8.6 Angehörige und Besucher

Besucher und Angehörige von Patienten bilden für diesen oft die einzige Verbindung zur Außenwelt. In der schon beschriebenen psychologischen Situation des Krankenhauspatienten sind diese für ihn häufig die einzige positive Abwechslung, auf die er sich den ganzen Tag oder die ganze Woche freut. Obwohl viele Angehörige den Patienten vor der Krankenhausaufnahme selten besuchten und nun im Krankheitsfall oft viele Besucher sich im kleinen Krankenzimmer drängen und Unruhe auf die Station bringen, darf man doch deren *günstige Wirkung auf den Genesungsprozeß* nicht unterschätzen. Der Resignation und Regression des Patienten wird durch den Kontakt zur Außenwelt, zu Mitgliedern seines bisherigen sozialen Nahfeldes, entscheidend entgegengewirkt. Die mit dem Besuch gelegentlich verbundene Mehrarbeit sollte man im Interesse dieses wichtigen Effekts hinnehmen. Man kann sie verringern und allen Beteiligten die Belastung erleichtern, indem man die zeitliche Begrenzung des Besuchs verlängert. Dadurch läßt sich die Anwesenheit vieler Besucher im kleinen Krankenzimmer vermeiden.

Die beim Krankenpflegepersonal weit verbreitete *Abneigung gegenüber Besuchen* von Bekannten und Angehörigen findet oft in einer Reihe von Äußerlichkeiten ihren Ausdruck. So fehlen in der Regel Kleiderhaken für die Garderobe der Besucher und auch Stühle, so daß sie oft auf dem Krankenbett sitzen müssen. Dies gibt dann aber erneut Anlaß zu Konflikt mit dem Personal.

Für Angehörige ist es unangenehm, auf dem Stationsflur der Schwester oder dem Arzt »auflauern« zu müssen, um ein bißchen Information zu erheischen. Mehr und mehr gehen die Stationen deshalb dazu über, bei der Stationsschwester oder dem Stationsarzt eine allgemeine Sprechzeit für Angehörige – während der Besuchszeit – einzurichten.
Die korrekte *Information des Angehörigen* über die Art der Erkrankung, aber besonders über die optimale Therapie, ist ein wesentlicher Faktor, der die an den Krankenhausaufenthalt anschließende häusliche Genesungszeit erheblich verkürzen kann. Sorgfältige Anweisungen zur weiteren Pflege – z. B. bei Diät – können von Angehörigen teilweise besser verarbeitet werden als vom Patienten selbst, der noch unter der Belastung des Krankenhausaufenthaltes steht. Auch hier gilt, daß Informationsweitergabe gleichzeitig Vertrauen und Wertschätzung bedeutet, so daß der Angehörige mit wesentlich stärkerer Motivation auf die genaue Einhaltung der Behandlungsvorschriften achtet.
Wenn es irgend geht, gehören nahe Angehörige auch an das Krankenbett *auf der Intensivstation.* In dieser Zeit der größten Belastung und Einsamkeit ist jeder Versuch, die Antriebskraft und den Genesungswillen des Patienten zu erhöhen bzw. zu erhalten, unter Umständen lebenswichtig. Ein Händedruck, Streicheln und einige ruhige Worte sind hier nicht selten dem aufwendigen medizinischen Apparat ebenbürtig.

8.7 Teamarbeit im Krankenhaus

Kooperative Arbeit oder Teamarbeit ist im Krankenhaus eine *alternative Organisationsform,* mit deren Hilfe sich eine Vielzahl jener Mängel vermeiden läßt, die das autokratische (oder autoritäre) System mit sich bringt. Die mit Anordnungen und Befehlen notwendigerweise verbundene Kontrolle des Personals und das hieraus resultierende Mißtrauen führen zu einer Geringschätzung des Mitarbeiters, wodurch dauerhaft ein Klima entstehen muß, in dem Eigeninitiative und Verantwortlichkeit, selbständige und bejahende Ausübung der Tätigkeit kaum erwartet werden können. Stattdessen herrscht immer ein unfreundlicher Ton. Teamarbeit setzt umfassende Information voraus, bedeutet Anerkennung und Wertschätzung der Tätigkeit des Mitarbeiters und Partners, unabhängig von seiner individuellen Qualifikation. Rivalitäten aufgrund unterschiedlicher Vorbildung oder der Art der ausgeübten Tätigkeit entstehen nicht, weil das Ziel, die optimale Versorgung des Patienten, übergeordnet ist und in Teamarbeit leichter und besser erreicht werden kann. Teamarbeit ist eine Form der Interaktion, bei der die üblichen

Konflikte, die sich immer wieder aus überkommenem Standesdenken ergeben, in Häufigkeit und Intensität geringer werden.
Grundsätzlich werden dabei die Mitglieder einer Arbeitsgruppe, z. B. einer Station oder einer Abteilung, als *gleichberechtigte Kollegen* angesehen, deren gemeinsames Tun erforderlich ist, um ein gestecktes Ziel zu erreichen. Allein nach funktionalen Gesichtspunkten erfolgt die Arbeitsteilung, wobei die Übernahme derjeweiligen Aufgabe natürlich von der Art der Vorbildung abhängt. Dies ist ein Prinzip, das von allen akzeptiert wird. Das emotionale Klima ist ausgeglichen und freundlich, Informationen werden bereitwillig und häufig weitergegeben. Aufgaben werden im Rahmen der vorhandenen Fähigkeiten weitestgehend der selbständigen Ausführung überlassen. Notwendig werdende therapeutische oder diagnostische Anordnungen werden grundsätzlich begründet, der Empfänger hat gegebenenfalls keine Hemmungen, Nachfragen zu stellen. Auf diese Art und Weise versteht er alle Handlungen und Tätigkeiten, die er ausführt.
Diese Form der Kommunikation wirkt sich nun unmittelbar auf die *Zufriedenheit der Mitarbeiter* aus: sie fühlen sich anerkannt und geschätzt. Da auch das Leistungsverhalten eng mit dem emotionalen und sozialen Verhalten zusammenhängt, ergibt sich auch hieraus die Forderung und Begründung, die bisherige Praxis der Strukturierung der Einheiten des Krankenhauses durch das Prinzip der Teamarbeit zu ersetzen.

9. Weitere Probleme im Krankenhaus

Als wir die Rolle des Patienten im Krankenhaus zu skizzieren versuchten, stellte sich heraus, daß sie sich schwer allgemein beschreiben läßt, da es einen einheitlichen Typ des Krankenhauspatienten nicht gibt. Deshalb soll im folgenden auf einige Gruppen von Patienten besonders eingegangen werden, nämlich auf das Kind und den älteren Menschen im Krankenhaus, den Sterbenden, den unheilbar Kranken, den Suizidpatienten und auf Patienten mit psychosomatischen Leiden. Obwohl für diese Kranken die allgemeinen Merkmale der Patientenrolle ebenfalls gelten, ist doch die individuelle Situation im Krankenhaus so verschieden, daß sie jeweils unterschiedliches Verständnis und entsprechendes Verhalten des Personals erfordert.

9.1 Das Kind im Krankenhaus

Auf einer Kinderstation beobachtete einer der Autoren (M.W.) kürzlich folgenden Vorfall:

Ein vierjähriges Mädchen, das wegen schwerer Verbrennungen auf der Kinderstation lag, schlief um 17.30 Uhr erschöpft ein. Pünktlich um 18 Uhr wurde es von der Schwester geweckt, um sein Abendessen einzunehmen. Das Mädchen fing laut an zu weinen, aß nichts und konnte kaum wieder beruhigt werden.

Dieses eher belanglose Beispiel zeigt, welche besondere Behutsamkeit und Rücksicht im Umgang mit kranken Kleinkindern erforderlich sind, denn schon eine kleine Gedankenlosigkeit kann – zumindest im subjektiven Erleben des Kindes – ein Drama auslösen. Da Kinder nicht ausschließlich in Kinderkrankenhäusern oder in Kinderabteilungen aufgenommen werden, sondern häufig mit Erwachsenen zusammen liegen (z. B. auf Hals-Nasen-Ohren-Stationen), sind einige grundlegende Kenntnisse über das Erleben von Krankheit im Kindesalter und daraus zu ziehende Schlußfolgerungen nicht nur für die speziell ausgebildete Kinderkrankenschwester wichtig.

Für das kranke Kind ist die mit der stationären Aufnahme verbundene *psychische Belastung stärker als für den Erwachsenen,* denn die Differenz zwischen der liebevollen Zuwendung im Elternhaus und der ungewohnten und beängstigenden Situation im Krankenhaus ist bei ihm ungleich größer. Hinzu kommt, daß das kleinere Kind die neuen Eindrücke in größerem Ausmaß als der Erwachsene emotional statt intellektuell verarbeitet und, entsprechend seinem Lebensalter, auch rationalen Erklärungen über die Erkrankung und die notwendigen Maßnahmen schwer zugänglich ist. Schließlich trifft die Notwendigkeit der Krankenhausaufnahme das Kind meist plötzlich, z. B. nach Unfällen, so daß es gänzlich unvorbereitet, eventuell sogar ohne begleitende Eltern, im Krankenhaus eintrifft.

Das Kind, besonders das kleinere, erlebt das Krankenhaus oft als Bestrafung, als Aussetzung durch die Eltern, denn es muß im Krankenhaus ins Bett und hat Schmerzen; oft bekommt es – wegen einer bevorstehenden Operation oder aus therapeutischen/diagnostischen Gründen – nichts zu essen oder zu trinken. Auch diese Maßnahmen mag es als Strafe empfinden, denn die Begründungen dafür versteht es in der Regel nicht. Es kann Angaben über die Zeitdauer des vermutlichen Aufenthaltes nicht erfassen und somit die Länge der Trennung von Elternhaus nicht abschätzen, weil ihm die Zeitperspektive noch fehlt. Solche Angaben sind daher zum Zweck der Beruhigung des Kindes untauglich. Es muß vielmehr zu Recht vermuten, daß es sich um eine Trennung für immer handelt, denn außerhalb des Krankenhauses war die Mutter bisher ständig anwesend, während sie jetzt, im Augenblick der schwersten Belastung und Not, plötzlich nicht mehr da ist und da sein soll. Diese Situation führt häufig zu einer emotionalen Katastrophe, zur Trennungsangst.

Die *Trennungsangst* und das damit eventuell verbundene sogenannte Trennungstrauma sind in erster Linie abhängig vom Lebensalter. So zeigen Kleinkinder bis zur Vollendung des ersten Lebensjahres in der Regel keine Trennungsangst; an ihnen geht ein Klinikaufenthalt daher gewöhnlich ohne schwerwiegende Folgen vorüber. Zuweilen wird beobachtet, daß Kinder im ersten Lebensjahr nach längerem Krankenhausaufenthalt bei der Entlassung Verhaltensweisen zeigen, die man als Heimweh bezeichnet, da sie sich schnell an das Krankenzimmer und die zuständige Schwester gewöhnt haben. Weiterhin hängt die Stärke der Trennungserlebnisse davon ab, in welcher Weise das Kind auf das Krankenhaus vorbereitet wurde. Bei Mandeloperationen z. B. wissen die Eltern in der Regel rechtzeitig Bescheid, so daß eine sorgfältige Vorbereitung auf das Kommende möglich ist. Oft jedoch geschieht genau das Umgekehrte: Dem Kind ist früher schon einmal mit dem Krankenhaus gedroht worden, so daß es sich jetzt, wo es tatsächlich ins Krankenhaus kommt, besonders fürchten muß. Auch in Not- und Unglücksfällen (erster Asthmaanfall, Verkehrsunfall) trifft das Kind gänzlich unvorbereitet im Krankenhaus ein. Als besonders beängstigend

wird die Lage vom Kind dann empfunden, wenn es in ein Einzelzimmer oder auf die Isolierstation kommt und wenn die Schwester nur selten nach dem Kind sieht. Generell ist die Trennungsangst in der Zeit vom 2. bis zum Ende des 4. Lebensjahres am stärksten, so daß man bei Kindern unter fünf Jahren grundsätzlich besondere Vorkehrungen treffen muß.
Nach der Aufnahme des Kindes im Krankenhaus lassen sich drei unterschiedliche Phasen des Erlebens und Verhaltens beobachten:
In der ersten *Phase des Protestes* ist das Kind verzweifelt; es weint und schreit unablässig. Immer wieder versucht es, aus dem Bett zu klettern, und läuft herum, um seine Mutter zu suchen. Es läßt sich durch keinerlei Bemühungen beruhigen und trösten. Das Verlangen nach der Mutter, das wegen der Erkrankung ohnehin stärker ist, wird durch die fremde Krankenhausumgebung, die ungewohnte Situation, die beängstigenden Geräte und Maßnahmen außerordentlich verstärkt. Das Kind schaut ständig zur Tür und aus dem Fenster, achtet auf jedes Geräusch und fragt laufend nach seiner Mutter. Diese Phase ist im wesentlichen dadurch gekennzeichnet, daß sich das Kind mit allen ihm zur Verfügung stehenden Mitteln gegen das Krankenhaus, die Schwester, die Ordnung auf der Station und alle weiteren Maßnahmen wehrt.
Nach ein paar Tagen geht das verzweifelte Verhalten in die *Phase der Resignation* über. Das Kind ist jetzt depressiv verstimmt, da aller Protest nicht zum Erfolg führte: es ist ja weiterhin im Krankenhaus und von den Eltern getrennt. Apathisch und erschöpft liegt es in seinem Bett, ohne jede Hoffnung; traurig und zurückgezogen brütet es vor sich hin. Versuche, mit dem Kind ins Gespräch zu kommen, bleiben erfolglos. Die Dauer dieser Phase ist von sehr vielen Faktoren abhängig, so daß sie sich kaum vorhersagen läßt. Mit zunehmendem Lebensalter wird sie kürzer, da die Fähigkeit zur Einsicht in die Notwendigkeit des Klinikaufenthaltes zunimmt. Auch eine sorgfältige Vorbereitung auf den Krankenhausaufenthalt verkürzt diese Phase. Die Beziehung des Kindes zu seinen Eltern wirkt sich insofern aus, als ein Vertrauensverhältnis ebenfalls der Resignation entgegenwirkt. Denn mißtrauische Kinder haben es schwer, ihre Bedürfnisse nach emotionaler Zuwendung der Eltern aufzuschieben. Schließlich verringern die Bemühungen der Schwester, das Kind zu verstehen und zu aktivieren, die resignative Tendenz des kindlichen Patienten.
Allmählich geht dieser Zustand über die *Phase der scheinbaren Anpassung*. Rein äußerlich macht der kindliche Patient jetzt den Eindruck, als habe er sich von dem Schock der Krankenhauseinweisung erholt. Das Kind spricht jetzt mit der Schwester und mit anderen Patienten, ist folgsam und kommt den Anordnungen des Personals nach. Es hat schmerzlich erfahren, daß die feindlichen Mächte zu stark sind, daß es

keine andere Möglichkeit hat, als sich dem Unvermeidlichen zu fügen. Innerlich ist es noch traurig und emotional aufgewühlt, äußerlich versucht es, einfach zurechtzukommen. Der Umgang mit dem Kind fällt dem Personal jetzt nicht mehr so schwer; die Schwestern sind erleichtert, daß die Schwierigkeiten offenbar überwunden sind. Der Eindruck ist jedoch trügerisch: Das Kind hat keineswegs die Notwendigkeit des Klinikaufenthaltes und damit der Isolierung von den Eltern eingesehen; es hat sich vielmehr ohnmächtig fügen müssen und ist der »Gewalt« unterlegen. In solchen Vorgängen werden teilweise die Ursachen für spätere Verhaltensstörungen des Kindes gesehen, da die nahezu traumatische Situation, die wie ein Schock wirkt, nicht ausreichend verarbeitet wird.

Das individuelle Erleben des Krankenhausaufenthaltes ist stark vom *Lebensalter* abhängig. Generell kann man sagen, daß der psychologische Einfluß auf die Gesamtsituation beim Kind sehr viel größer ist als beim Erwachsenen. Eine Spritze z. B. oder eine Blutentnahme ist gewöhnlich mit Furcht verbunden, obwohl die dadurch ausgelösten Schmerzen objektiv kaum der Rede wert sind. Während der Erwachsene in dieser Situation noch rationalisieren kann und spätestens bei der Erfahrung, daß die Schmerzen sich in Grenzen halten, seine Furcht sich verringert, läßt sich die Furcht des Kindes, unabhängig davon, schwer vertreiben. Auch lösen die Vorgänge und fremdartigen Gegenstände, mit denen das Kind im Krankenhaus konfrontiert wird (Schläuche, Gläser, Apparaturen, Röntgengeräte usw.) oft mehr Furcht aus als die Krankheit selbst.

Mehr noch als durch das Lebensalter wird jedoch das Krankheits- und Krankenhauserleben durch den *Entwicklungsstand* des Kindes beeinflußt, der wiederum weitgehend von den häuslichen Verhältnissen und, in konkretem Bezug auf das Krankenhaus, von seiner bisherigen Erfahrung mit Krankheit und Krankenhaus abhängig ist. Bis zum Alter von fünf bis sechs Jahren wird man bei einem Kind kaum Verständnis für Erklärungen über die Diagnose und die therapeutischen Maßnahmen erwarten können; das Kind wird Schmerzen in diesem Alter fast immer als Strafe empfinden.

Für die Krankenschwester ist der *Umgang mit dem kindlichen Patienten* außerordentlich schwierig und anstrengend, aber auch dankbar und befriedigend. Er erfordert jedoch ein schwer zu erbringendes Ausmaß an Geduld. Selbst wenn die Schwester sich jede erdenkliche Mühe gibt: bei einem Kind in der Phase des Protestes oder der Resignation hat sie kaum Erfolg; sie erfährt häufig Wut, Abneigung, Aggressivität oder aber Passivität und Resignation. Dies muß die Schwester oft über längere Zeit ertragen, bis das Kind in das Stadium der scheinbaren Anpassung gelangt und sie nun zumindest äußerlich mit ihm zurechtkommt. Selbst wenn die Schwester versteht, daß dem Kind in seiner verzweifelten Situation kein

Vorwurf gemacht werden kann, wenn sie deswegen immer wieder geduldig neue Versuche der Annäherung unternimmt, erlebt sie dennoch beinahe ausschließlich Mißerfolge. Wenn dies über einen längeren Zeitraum und bei nahezu allen Kleinkindern passiert, wird das Verhalten der Schwester dadurch nachhaltig beeinflußt. Schließlich kommt auch sie in die Gefahr, zu resignieren und zu glauben, daß ja doch alles keinen Zweck hätte.
Für *ältere Kinder* ist die Situation im Krankenhaus insgesamt leichter zu ertragen als für Kleinkinder; dennoch leiden auch sie unter der Trennung vom Elternhaus, unter ihrer Erkrankung, die ja immerhin so schwer ist, daß sie zu einer stationären Aufnahme führte, unter der Isolierung und den fehlenden Kontakten zu ihren bisherigen Freunden, unter der neuen, fremden Situation. Bei ihnen zeigen sich als Folgen der stationären Aufnahme oft Ungehorsam, freches und trotziges Verhalten, jedoch auch Resignation und Zurückgezogenheit. Häufig wird angenommen, daß die Kinder schon vor der Aufnahme so waren und falsch erzogen wurden, und es wird verkannt, daß das gezeigte Verhalten eine Reaktion auf die Aufnahme im Krankenhaus ist.
Mit *reaktiven Verhaltensauffälligkeiten* muß man aufgrund der geschilderten Einflüsse nach dem Krankenhausaufenthalt eines Kleinkindes immer rechnen; meist verschwinden sie jedoch nach einer gewissen Zeit. Bleibende Verhaltensstörungen können sich immer dann ergeben, wenn das Kind bei der Aufnahme im 2. bis 4. Lebensjahr stand und ein besonders starkes Trennungstrauma vorlag. Als Hospitalismus bezeichnet man z. B. Verhaltensstörungen bei Kleinkindern, die aus mangelnder emotionaler Zuwendung resultieren. Wenn viele verschiedene Personen ein Kind betreuen (wie z. B. im Säuglingsheim) und eine feste Bezugsperson (bzw. ein überschaubares Team) fehlt, kann eine emotionale Bindung nicht hergestellt werden, die Voraussetzung für einen störungsfreien Verlauf der frühkindlichen Entwicklung ist. Jedoch gibt es eine Vielzahl von Möglichkeiten, Gefährdungen als Resultat des Krankenhausaufenthaltes entgegenzuwirken.
Zunächst sollte man sich in jedem Fall die Frage stellen, ob der vorgesehene Krankenhausaufenthalt eines Kleinkindes tatsächlich *unumgänglich* ist. Eine große Zahl von Operationen läßt sich ohne weiteres durchaus verschieben, bis das Kind in einem für die stationäre Aufnahme zumutbaren Alter ist. Immer wieder wundern sich Eltern über die Häufigkeit, mit der HNO-Ärzte chirurgische Eingriffe im Kleinkindalter anordnen. Oft ist die Operation zu diesem Zeitpunkt gar nicht unbedingt notwendig. Teilweise läßt sich auch überlegen, ob statt der stationären Aufnahme nicht eine ambulante Behandlung und häusliche Pflege durchgeführt werden können. Viele Kinderärzte stehen überdies mittler-

weile auf dem Standpunkt, daß zusätzlicher Aufwand, z. B. täglicher Hausbesuch, in jedem Fall dann gerechtfertigt ist, wenn dadurch Kindern im Vorschulalter ein Krankenhausaufenthalt erspart werden kann.

Wenn ein stationärer Aufenthalt unumgänglich ist, sollte das Kind möglichst sorgfältig darauf *vorbereitet* werden. Hierbei dürfen die auf das Kind eventuell zukommenden Schmerzen keinesfalls verheimlicht oder verharmlost werden, weil es sich sonst später von den Eltern und der Schwester getäuscht fühlen müßte. Besonders bei bevorstehenden Operationen ist eine sachliche Aufklärung über den Eingriff und dessen Folgen auch bei Kleinkindern sehr wichtig. Mit Hilfe des Rollenspiels kann man z. B. einen Teil des zukünftigen Geschehens stellvertretend vorwegnehmen und damit einüben. Auch Puppen eignen sich beispielsweise dazu, die Funktion von Gipsverbänden zu zeigen. Optimal wäre es, wenn die Eltern andere Kinder fänden, die bereits ähnliche Operationen und Erfahrungen mit dem Krankenhaus hinter sich haben und an der Vorbereitung teilnehmen könnten. Die Schwester sollte jede Gelegenheit nutzen, Eltern solche Hinweise zu geben.

Kinder sollten *grundsätzlich in ein Kinderkrankenhaus* mit ausgebildeten Kinderärzten und Kinderkrankenschwestern eingewiesen werden und nicht, wie heute noch vielfach üblich, auf Spezialabteilungen mit Erwachsenen zusammen liegen. Bei chirurgischen Eingriffen gehören Kleinkinder auf eine kinderchirurgische Station, auf der in günstigen Fällen ein Heilpädagoge oder Kinderpsychologe zur Verfügung steht, der sowohl an der Vorbereitung auf die Operation als auch bei der Bewältigung der Folgen (z. B. bei Amputationen) mitarbeiten kann. In diesem Bereich kann durch psychohygienische Maßnahmen prophylaktisch ein großer Teil jener Verhaltensauffälligkeiten verhindert werden, die sich oft nach langen Krankenhausaufenthalten, schweren Eingriffen oder bei sichtbaren Operationsfolgen zeigen. Ohnehin verlaufen die meisten Operationen bei Kindern ohne Erklärungen, obwohl sie teilweise – z. B. bei Leistenbruch oder Mandeloperation – gar nicht so schwer zu verstehen sind. Schwierig werden solche Bemühungen bei kleinen Kindern bis zu drei bis vier Jahren, die bei starken Schmerzen wenig Verständnis aufbringen, die gar bei qualvollen Leiden nur mit außerordentlich großem psychologischem Geschick behandelt werden können.

Die *Aufnahme* im Krankenhaus kann man wesentlich kindgemäßer gestalten, als dies bisher in der Regel geschieht. Alle dazu erforderlichen Formalitäten lassen sich durchaus auf der Station erledigen, die das Kind aufnehmen soll. Wenn die Eltern morgens mit ihrem Kind erscheinen, haben sie einen ganzen Tag zur Verfügung, um das Kind an den Krankenhausbetrieb zu gewöhnen. Die Ermittlung der Personalien mit den dazu erforderlichen vielen Fragen sollte nicht am Anfang der

Aufnahme stehen, da hierdurch Hemmungen aufgebaut und Barrieren geschaffen werden. Das Kind ist gewöhnlich aufgeregt und unsicher, weil es nicht weiß, was alles passieren wird. Diese emotionale Belastung läßt sich wirksam verringern, indem die aufnehmende Schwester zusammen mit der Mutter (oder dem Vater) das Kind auf der Station herumführt und ihm alles zeigt und erklärt, es mit anderen Kindern bekannt macht und vor allen Dingen auf die Möglichkeiten zum Spielen (Spielzimmer, Spielsachen usw.) hinweist. Bei einer Einweisung aufgrund eines Unfalls ist die Anwesenheit eines Elternteils während der gesamten Aufnahmeprozedur besonders wichtig. Dem Kind sollte gestattet werden, vertrautes Spielzeug und vor allen Dingen sogenannte Tröster (Lieblingskissen, Schlaftier, Puppe usw.) mitzubringen, die ihm den Aufenthalt und vor allem das Einschlafen erleichtern. Die Krankenschwester sollte sich dann den Kose- bzw. Rufnamen und gewisse Eigentümlichkeiten des Kindes aufschreiben, so daß es bald zu vertrauten Kontakten kommen kann; auch die familieninternen Ausdrücke für Wasserlassen und Stuhlgang gehören hierzu. Da Kleinkinder ausgeprägte Vorlieben und Abneigung gegenüber Speisen haben, kann z. B. die Kenntnis der Lieblingsspeisen Wunder bewirken.
Die *Stationsausstattung* sollte sich vom herkömmlichen Krankenhaus durch kindgemäße Ausführung unterscheiden. So ist das obligatorische Weiß auf der Kinderstation gar nicht erforderlich; bunte Wände, Möbel, Betten und Wäsche erhöhen keinesfalls die Infektionsgefahr, nehmen jedoch dem unangenehmen Aufenthalt einen Teil des beängstigenden und sterilen Drumherums; farbige Kittel bei Schwestern und Ärzten unterstützen diese Tendenz. Das antiquierte Häubchen kann zumindest auf der Kinderstation fehlen, da dadurch die Schwester »menschlicher« und weniger unnahbar wirkt. Die in vielen modernen Kinderstationen vorhandene Sprechanlage zwischen Kranken- und Stationszimmer wirkt auf Kleinkinder angsterzeugend.

Ein vierjähriger Junge mit eingegipstem Bein betätigt nachts im dunklen Zimmer die Klingel, weil er mal muß. »Was willst du?« tönt es klirrend und anonym aus dem Lautsprecher an der Wand. Der Junge ängstigt sich und beginnt zu weinen ...

Auch der *Stationsbetrieb* läßt sich kindlichen Bedürfnissen anpassen, um die über die Erkrankung selbst hinausgehende Belastung durch die ungewohnte Umgebung erträglicher zu machen. Immer mehr Kinderärzte stehen auf dem Standpunkt, daß die Einschränkung der Bewegungsmöglichkeiten für Kinder im Krankenhaus in der Vergangenheit übertrieben wurde und immer noch zu weit geht. Selbst bei schweren Kinderkrankheiten besteht man heute nicht mehr unbedingt darauf, daß das

Kind den ganzen Tag im Bett bleibt. Bei kleineren Kindern, denen die Einsicht in solche Maßnahmen fehlen muß und die einen viel größeren Bewegungsdrang haben als Erwachsene, ist die kontrollierte Gelegenheit zu spielerischer Bewegung für den Genesungsprozeß zweifellos förderlicher als der Liegezwang, der in diesem Alter überhaupt nur durch ständige Ermahnungen und Strafen aufrecht erhalten werden kann.
Auch benötigen Kinderstationen mehr Personal, damit jeweils *eine* Krankenschwester für wenige Kinder, und *nur* für diese zuständig sein kann. Die Kinder müssen diese mit dem Namen anreden (z. B. »Frieda« oder »Frau Schlawiner«, also ohne »Schwester«), damit recht bald ein persönliches Beziehungsverhältnis hergestellt ist. Auf diese Weise läßt sich auch eine familienähnliche Situation schaffen. Dies *Prinzip der Bezugsperson* ist gerade für Kinder im Vorschulalter unbedingt notwendig, um Unsicherheiten und Ängste zu vermeiden, die durch das Auftreten immer neuer Gesichter entstehen. Daher sollte diese Bezugskrankenschwester bei der Visite auch immer dabei sein. Damit sich die Schwester ganz den pflegerischen und pädagogischen Aufgaben widmen kann und hiervon nicht durch berufsfremde Arbeiten abgehalten wird, muß auf der Kinderstation ausreichend Hilfspersonal vorhanden sein.
Wesentliches Mittel zur Verringerung von Angst ist auch bei Kindern die *Information.* Allen diagnostischen und therapeutischen Maßnahmen muß daher eine sorgfältige Erklärung der jeweiligen Prozedur vorangehen, auch wenn dies teilweise zeitraubend ist, weil dabei eine Vielzahl von Zusatzfragen der Kinder anfällt. Anderenfalls muß z. B. eine Blutentnahme vom Kind als Überwältigung empfunden werden, der es hilflos und ohnmächtig ausgeliefert ist. Absolute Ehrlichkeit und Zuverlässigkeit sind hierbei Voraussetzung: Weder darf das Kind damit beruhigt werden, daß es »gar nicht weh tut«, noch darf fälschlich angegeben werden, daß es diesmal wirklich das letzte Mal sei (wenn schon abgesehen werden kann, daß am nächsten Tag eine Wiederholung der Prozedur erforderlich sein wird). Versprechungen seitens der Schwester müssen also grundsätzlich eingehalten werden.
Auf jede Kinderstation gehört eine *Kindergärtnerin* und ein *Spielzimmer* mit genügend Spielzeug, welches diejenigen Kinder benutzen können, die aus medizinischen Gründen dazu in der Lage sind. Die bettlägerigen Kinder kann man mit ihrem Bett in das Spielzimmer fahren, so daß sie in das Geschehen einbezogen werden. Dieser Aufwand lohnt sich in jedem Fall, da Kleinkinder sehr personalintensiv sind und ansonsten in ihrem Zimmer viel Betreuung und Kontrolle benötigen; jedoch ist der positive Einfluß auf die emotionale Befindlichkeit der Kinder und damit auch auf den Heilungsprozeß und zusätzlich die psychohygienische Wirkung bereits ausreichende Rechtfertigung für solche Maßnahmen.

Unheilbar kranke Kinder (z. B. mit Krebs oder Leukämie) benötigen Betreuung durch eine speziell ausgebildete Fachkraft, z. B. eine Heilpädagogin. Vom 4./5. Lebensjahr an können Kinder die Bedeutung des Todes erfassen. Sie sollten daher von den anderen Kindern getrennt werden, weil diese durch Sterbefälle starken emotionalen Belastungen ausgesetzt sind und dadurch ihr mühsam erworbenes Vertrauen zum Krankenhaus und zum Personal wieder verlieren könnten. Heftige Trauerreaktionen wären in diesen Fällen unvermeidlich und würden den Heilungsprozeß empfindlich stören, im ungünstigen Fall auch zu späteren Verhaltensauffälligkeiten führen. Alle Ordnungsregeln der Station (Hygiene, Häufigkeit und Dauer von Besuchen usw.) sollten bei unheilbar kranken Kindern aufgehoben, uneingeschränktes Besuchsrecht zu jeder Tages- und Nachtzeit sollte hier gewährt werden.
Für die Kinderstation muß die herkömmliche *Besuchsregelung* so geändert werden, daß zumindest Kinder im Vorschulalter uneingeschränkt besucht werden können. Zwar ist die Arbeit auf der Kinderstation ohne Besucher wesentlich leichter, da tägliche Besuchszeiten, die anscheinend unvermeidlichen Süßigkeiten und Geschenke und die Tränen beim Abschied sehr viel Unruhe und zusätzliche Belastung mit sich bringen, jedoch wird durch regelmäßige Besuche der schon beschriebenen Resignation des Kindes begegnet, deren Folgen sehr viel schwerwiegender sind. Diese Regelung, die in England und den USA schon seit langem gilt, hat in diesen Ländern nur zu positiven Erfahrungen geführt; auch die befürchteten Infektionen sind dort nicht eingetreten.
In Schweden und im angelsächsischen Raum ist das sogenannte *Rooming-in* schon relativ weit verbreitet. Hierbei wird bei Kindern im besonders »gefährdeten« Alter zwischen acht Monaten und vier Jahren ein Elternteil »als zahlender Gast« zusammen mit dem Kind im Krankenhaus aufgenommen. Der Vater oder die Mutter ist somit in den schwersten Stunden immer in der Nähe des Kindes, so daß das gefürchtete Trennungstrauma nicht eintreten kann. Auch die Vorbereitung auf eine eventuelle Operation kann auf diese Weise intensiver, sachgerechter und wirklichkeitsnäher erfolgen. Wenn ein Elternteil mit mehreren Kindern im Zimmer liegt, kann es sogar zu einer wesentlichen Entlastung des Personals kommen, z. B. bei der notwendigen Beobachtung nach Operationen. Weiterhin ist eine intensive pädagogische Betreuung bei Schmerzen nach Operationen möglich (Vorlesen, Puzzle-Spiele usw.).
Viele der hier aufgezeigten Maßnahmen lassen sich ohne großen Aufwand und mit einfachen Mitteln durchführen; sie tragen dazu bei, aus unvermeidlichen Krankenhausaufenthalten resultierende Folgen und

Schäden im Verhalten von Kleinkindern zu verringern, wenn nicht zu vermeiden.

9.2 Der ältere Mensch im Krankenhaus

Auch die Situation der alten Menschen im Krankenhaus ist mit den allgemeinen Ausführungen zur Patientenrolle nicht ausreichend beschrieben. Obwohl alle in diesem Zusammenhang genannten Merkmale und Vorgänge auch für diesen besonderen Patientenkreis zutreffen, gibt es doch *eine Reihe von Erkenntnissen der Gerontologie,* der Wissenschaft vom alternden Menschen, deren Berücksichtigung zu einer angemesseneren Behandlung im Krankenhaus führen wird. Denn ältere Menschen zeigen meist entwicklungsbedingte typische Verhaltensweisen, aus denen sich zu Recht die Forderung nach darauf abgestellten Reaktionen des Krankenhauspersonals ergeben.

Mit zunehmendem Lebensalter sind ältere Mitmenschen *immer weniger am Gemeinschaftsleben interessiert* oder dazu fähig. Dies liegt nun zweifellos nicht in der Natur des Menschen, sondern ist zum größten Teil auf die mitmenschliche Umwelt zurückzuführen und auf Merkmale der Entwicklung unserer Industriegesellschaft insgesamt. Wenn der Mensch nicht mehr arbeiten kann, gilt er in der Leistungsgesellschaft nicht mehr viel; er verliert an Ansehen. Da auch die Großfamilie nicht mehr existiert, die Großeltern, Eltern und Kinder in häuslicher Gemeinschaft vereinigte, ergeben sich auch hieraus im Bereich der Familie für ältere Menschen kaum noch Aufgaben und Verpflichtungen. Sie leben daher zunehmend allein bzw. in speziellen Einrichtungen für Alte, die jedoch auch von der Umwelt abgekapselt sind.

Diese Individualisierung im privaten Bereich und die Verringerung der sozialen Bezüge gehen einher mit einer Vielzahl entwicklungspsychologischer Vorgänge, die in ähnlicher Form bei den meisten alten Menschen zu beobachten sind.

Diese Individualisierung im privaten Bereich und die Verringerung der sozialen Bezüge gehen einher mit einer Vielzahl entwicklungspsychologischer Vorgänge, die in ähnlicher Form bei den meisten alten Menschen zu beobachten sind:

So kommt es im *körperlichen* Bereich zu einer generellen Verlangsamung und Abnutzung, zu Beeinträchtigungen der Sinnestätigkeit (Augen, Gehör) und damit nachlassender Leistungsfähigkeit. Auch die Häufigkeit und Schwere von Erkrankungen nimmt zu; Kreislauf, Herz und Muskulatur werden von Jahr zu Jahr angegriffener.

Intellektuell ergeben sich ebenfalls einschneidende Veränderungen; insgesamt ist auch hier die Beweglichkeit eingeschränkt. Als besonders auffallend und belastend wird das Nachlassen der Merkfähigkeit und des Gedächtnisses empfunden, jedoch bezieht sich dies überwiegend auf die Speicherung neuer Informationen; ältere Gedächtnisinhalte stehen gewöhnlich weiterhin zur Verfügung. Die Flexibilität des Denkens; d. h. die Umstellfähigkeit auf neue Gedanken und Gesichtspunkte, läßt ebenfalls nach. Diese zunehmende Rigidität zeigt sich darin, daß die Menschen an bisherigen Denkweisen starr festhalten und zur Auseinandersetzung mit neuen und widersprechenden Argumenten immer weniger fähig sind. Auch die nachlassende Fähigkeit zum logischen Denken fällt besonders auf und führt dazu, daß ältere Menschen in ihrer Umwelt einer gewissen Geringschätzung begegnen.
Im *emotionalen/affektiven* Verhaltensbereich ist festzustellen, daß ältere Menschen zunehmend in der Fähigkeit zu emotionaler Kontrolle nachlassen. Sie können sich gefühlsmäßig nicht mehr so gut beherrschen wie Jüngere, wobei dahingestellt bleiben soll, ob der in unserer Gesellschaft entstandene Zwang zur Unterdrückung von Gefühlen überhaupt sinnvoll ist. Jedoch unterscheiden sich Ältere in dieser Hinsicht von der Norm und fallen somit auf. Weiterhin treten häufig deutlich zu beobachtende seelische Veränderungen auf. Als teils belustigend, teils störend wird von der Umwelt empfunden, daß in höherem Lebensalter hypochondrische und paranoide Symptome zunehmen. Am meisten verbreitet ist hierbei sicherlich die Tendenz älterer Menschen, sich an der Wohnungstür Ketten, Sperren und Sicherheitsschlösser anzubringen in der Befürchtung, es könne jemand unbefugt in die Wohnung eindringen. Die Besorgtheit um die Gesundheit und die körperlichen Vorgänge nimmt zu, kleinere Beeinträchtigungen werden überschätzt bis hin zur Einbildung von Erkrankungen.
Im Krankenhaus fallen ältere Menschen aufgrund dieser, von der Norm abweichenden Verhaltensweisen ein wenig aus dem Rahmen. Durch ihre ständigen Wiederholungen werden sie als Belastung angesehen; viel beschäftigte Krankenschwestern, die immer in Eile sind, müssen dies zwangsläufig als lästig empfinden. Wegen der eingeschränkten Sinnesfähigkeit und des verlangsamten Denkens wird auf Erklärungen gegenüber älteren Patienten meist verzichtet (»Opa hört sowieso nicht«). Manchmal fallen sogar verletzende Bemerkungen, von denen man annimmt, daß die Patienten sie nicht hören oder verstehen können. Tun sie dies doch, ist ihre Enttäuschung natürlich groß; sie fühlen sich dann nicht ernst genommen und als Menschen zweiter Klasse. Dies ist besonders schwer, weil ältere Menschen mit Erkrankungen, die einen stationären Aufenthalt erforderlich machen, immer auch an das Sterben denken und damit

rechnen, daß es diesmal zu Ende geht. Da der zu beobachtende Altersabbau und die daraus resultierenden Verhaltensweisen im sozialen Bereich nahezu unvermeidlich sind und in entwicklungspsychologischer Sicht gesetzmäßig verlaufen, also alle Menschen mehr oder weniger betreffen, darf von Krankenhausmitarbeitern erwartet werden, daß sie nicht aufgrund der zu beobachtenden Symptome Urteile über den einzelnen älteren Patienten fällen, sondern vielmehr versuchen, sich auf ihn einzustellen und diese Besonderheiten geduldig zu berücksichtigen. Ein bisher kaum gelöstes Problem ist das der *Pflegefälle.* Während früher ältere pflegebedürftige Menschen überwiegend im Kreis ihrer Familie betreut wurden (und starben), gehört es heute zunehmend zu den Aufgaben des Krankenhauses, z. B. bei Schlaganfällen, diese Patienten aufzunehmen. Die Therapie von Pflegefällen wird wegen des hohen Aufwandes und der ungünstigen Prognose vom Krankenhaus nicht gern übernommen. Das Krankenhaus bemüht sich gewöhnlich darum, Pflegefälle möglichst schnell in ein Alten-, Pflege- oder Siechenheim zu bringen, auch um überhaupt funktionsfähig bleiben zu können, da andernfalls bald eine Überbelegung durch Pflegefälle erreicht sein würde. Zum Teil geschehen solche Maßnahmen bereits, bevor die medizinische Versorgung des Patienten ausreichend und abgeschlossen ist. Eine Zusammenarbeit zwischen dem abgebenden Krankenhaus und der aufnehmenden Pflegestätte ist daher unerläßlich, und dies nicht nur im medizinischen Bereich. Denn zunehmend passiert es, daß Pflegefälle in ein Krankenhaus eingewiesen werden, weil niemand zur Betreuung zur Verfügung steht und die Mittel zur Aufnahme in eine Pflegestätte nicht vorhanden sind. Wenn im Krankenhaus dann festgestellt wird, daß Diagnose und Krankenhauseinweisung aus sozialen Gründen erfolgten, beginnt spätestens hier die Tätigkeit des krankenhauseigenen Sozialarbeiters mit dem Ziel, recht schnell eine angemessene Pflegestätte für den Patienten zu finden. Denn das Krankenhaus ist hauptsächlich für die Diagnose und Behandlung von Krankheiten zuständig, nicht aber für die Altenpflege.

9.3 Der sterbende und der unheilbar kranke Patient

Nach neuesten Erhebungen sterben in der Bundesrepublik pro Jahr ca. 750 000 Menschen, die Hälfte von ihnen im Krankenhaus; dies sind etwa fünf Prozent der im Krankenhaus stationär aufgenommenen Patienten. Während früher der Tod zu Hause, in der Familie eintrat, werden Sterbende heute ins Krankenhaus gebracht. Auf diese Entwicklung ist das Krankenhaus im allgemeinen nicht vorbereitet. Deswegen ergibt sich in beinahe allen Krankenhäusern das Problem, *wo die Patienten sterben können.* Geeignete Räume sind hierzu meist nicht vorhanden. Immer noch üblich ist die Verwendung des Badezimmers, wenn die Intensivstation nicht in Frage kommt, denn die Isolierung des sterbenden Patienten ist mit Rücksicht auf die Mitpatienten unerläßlich. Selten ergibt sich die Gelegenheit, ein Zweibettzimmer nur mit der sterbenden Person zu belegen.

Gespräche mit sterbenden Menschen sind außerordentlich schwierig, weil sie sich inhaltlich kaum auf die Zukunft beziehen können. Der größte Teil der menschlichen Kommunikation ist jedoch zukunftsbezogen, so daß durch die erzwungene Auslassung nahezu aller Gesprächsinhalte, die auf Zukünftiges hindeuten, eine starke Behinderung des kommunikativen Geschehens zwischen dem Sterbenden und seinem Gesprächspartner eintritt. Für den Letzteren ergibt sich in jedem Fall dann die bedeutsame Frage, ob der Patient überhaupt weiß, daß er im Sterben liegt, und wenn nicht, ob er ihm dies mitteilen könne oder gar sollte. Da das Sterben allgemein in unserer Gesellschaft als Tabu angesehen wird, so daß niemand gern darüber redet, finden Gespräche mit den Betroffenen selbst in einer Situation statt, die meist durch Peinlichkeiten, Ungewißheit, Hemmungen, Barrieren und starke emotionale Belastung gekennzeichnet ist. Wegen der Abhängigkeit der Gesprächsführung von sehr vielen Faktoren (der Persönlichkeit des Sterbenden, der Art und Schwere der Erkrankung, dem Grad der Informiertheit des Patienten, seiner Situation im sozialen Nahraum usw.) läßt sich eine generelle, optimale Gesprächsstrategie gar nicht entwerfen. Der Forderung nach Offenheit kann angesichts der konkreten Situation meist nicht entsprochen werden.

Wenn der zuständige Arzt oder die Angehörigen es für sinnvoll halten, einen Patienten nicht darüber zu informieren, daß er in absehbarer Zeit sterben wird, muß sich auch die Krankenschwester an diese Übereinkunft halten. Dies wird ihr aus den genannten Gründen auch leichter fallen. In einem solchen Fall sollten sich ihre Gespräche mit dem betreffenden Patienten von solchen mit anderen Patienten aus verständlichen Gründen nicht unterscheiden. Wenn der Patient jedoch darüber informiert ist, daß er sterben wird, muß die Schwester mit ihm darüber sprechen. Nur wenn der Patient dies ausdrücklich nicht wünscht, ist sie hiervon entbunden.

Viele Sterbende werden von dem Gedanken beunruhigt, daß die von ihnen abhängigen Angehörigen (Ehepartner, Kinder) Schwierigkeiten haben oder in Not geraten könnten, wenn sie nicht mehr für sie sorgen könnten. In solchen Fällen ist es eine wesentliche Aufgabe der Schwester, solchen – zusätzlich belastenden – Gedankengängen im Gespräch entgegenzuwirken bzw. sie zu entkräften. Zweifellos am häufigsten hat das Krankenpflegepersonal es mit dem Sterbenden zu tun, der nicht weiß, daß er sterben wird; ein großer Teil dieser Patienten ahnt jedoch, was bevorsteht, und bemüht sich – ängstlich und unsicher – Gewißheit zu bekommen. Diese darf ihm die Schwester nun aus rechtlichen Gründen nicht geben. Sie sollte daher bei solchen Beobachtungen, wenn vom Tod bedrohte Patienten voller Furcht und ahnend nach Anhaltspunkten suchen und sich immer wieder ängstlich an sie wenden, den Arzt und die Angehörigen über diese Belastungen für den Patienten informieren und gegebenenfalls vorschlagen, ihm die Wahrheit mitzuteilen.

Der sterbende Patient liegt heute oft auf einer Intensivstation mit Neonlicht und einer Vielzahl von Geräten: eine Kanüle steckt in seinem fixierten Arm, vor dem Mund hat er ein Sauerstoffgerät, in der Nase einen Schlauch; oft sind Elektroden auf seinem Oberkörper und ein Blutdruckmeßgerät an seinem Arm befestigt; in der Harnröhre befindet sich ein Katheter. Er wird mit Injektionen und Infusionen »ernährt«. Die letzten Stunden des sterbenden Patienten werden sorgfältig dokumentiert und kontrolliert: Werte für Harnsubstanzen, Blutkörperchen, Leber, Urinmenge, Temperatur und Herz- und Atemfrequenz werden ermittelt; ein Überwachungsprotokoll wird geführt. Es herrscht große Aktivität am Krankenbett.

Diese Art der Lebensverlängerung bei Sterbenden und unheilbar Kranken, welche die Familie ausschließt und aus Technik statt Zuspruch, Tröstung und emotionaler Zuwendung besteht, hat entscheidenden Einfluß auf die heutige Qualität des Sterbens. Erfahrungen mit dem Sterben werden heute in den Familien kaum noch gemacht.

Die *Information der unheilbar kranken Patienten* ist noch spärlicher als die anderer. Nur etwa zehn Prozent der Ärzte klären sie darüber auf, was ihnen bevorsteht, so daß mehr als neunzig Prozent von ihnen keine Mitteilung darüber bekommen; unbekannt ist der Anteil der Patienten, die dennoch wissen, zu wissen glauben oder ahnen, daß es dem Ende zugeht. Jedoch ist bekannt, daß die Mehrheit der unheilbar kranken Patienten aufgeklärt werden möchte. Von Art und Umfang solcher Information sind die emotionalen Erlebnisse der Patienten mit ungünstiger Prognose abhängig, jedoch auch von anderen Faktoren wie Lebensalter, Versorgung der Familie, Persönlichkeit des Kranken, Art und Erfahrung mit der Krankheit.

Im Dezember 1977 sagte in einem Hamburger Krankenhaus eine 68jährige Patientin mit Krebs im Endstadium, die als einzige die richtige Diagnose nicht kannte, und immer noch an »Gallensteine« glaubte, zu ihrer Tochter: »Die Schwester hat gesagt, der Stationsarzt möchte mal mit Dir sprechen. Es wird doch wohl nichts Schlimmes sein? Warum will er denn nicht mit mir sprechen?«

Krankenschwestern und Ärzte haben oft *Hemmungen vor dem Umgang mit unheilbar Kranken,* da ihre Tätigkeit in diesen Fällen zu Mißerfolgen führen muß. Dadurch wird die Kommunikation mit dem Patienten stark behindert: Gewöhnlich werden daher die Befunde bei der Visite (Diagnose, Therapie, Anordnungen) in einer dem Patienten unverständlichen Sprache (lateinisch, Abkürzungen) mitgeteilt. Dies wiederum muß den Patienten unsicher und glauben machen, es sei etwas zu verbergen. Mit der Mitteilung an den Patienten, er sei unheilbar krank und werde daher in absehbarer Zeit sterben, ist es ja auch nicht getan. Eine solche Mitteilung zieht zwangsläufig die Notwendigkeit weiterer und intensiver Kommunikation mit dem Patienten nach sich. Dies wird oft als unangenehm, belastend, zeitraubend und letztlich – angesichts des Auftrages des Krankenhauses – als wenig nützlich angesehen.
Es kann auch nicht die Forderung erhoben werden, unheilbar Kranke grundsätzlich über alles zu informieren, sondern lediglich, in jedem individuellen Fall zu überlegen, wann dies geschehen soll und in welcher Weise. Dazu muß man Informationen darüber haben, was der Patient schon weiß, wie er aufgrund seiner Persönlichkeit und seiner individuellen Lage auf die Mitteilungen reagieren wird, wie groß und welcher Art sein Bedürfnis nach Information ist. Diese Auskünfte über den Patienten zunächst zu beschaffen, erfordert viel Zeit und Geduld, an denen es im Krankenhaus chronisch mangelt. Der herkömmliche Grundsatz, Patienten mit ungünstiger Prognose grundsätzlich vor korrekter Information zu »schützen«, ihnen die Wahrheit nicht zu sagen, ist zwar der am meisten verbreitete, jedoch auch der schlechteste Ausweg aus dieser Problemsituation.
Nach Karl Jaspers muß der Patient allerdings die Wahrheit ertragen und vernünftig mit ihr umgehen können. Angesichts der Ohnmacht des Menschen, die Situation des Sterbens angemessen zu bewältigen, nimmt das Krankenhauspersonal im Regelfall an, der Patient erfülle diese Forderung nicht, so daß die Information nicht erfolgen muß. Dies Verhalten des Personals ist jedoch deswegen verständlich, weil es für den seelsorgerlichen Umgang mit moribunden Patienten nur unzureichend ausgebildet wird.
Schließlich führte auch die Existenz der *Krankenhausseelsorge,* für die im Krankenhaus in der Regel der jeweilige Geistliche der Gemeinde zur Verfügung steht, zu der Auffassung, daß der menschlich-helfende Umgang mit sterbenden Patienten in den Aufgabenbereich des Geistlichen falle. Diese »Alibi«-Funktion der geistlichen Seelsorger hat damit die beschriebene Entwicklung begünstigt und eine *spezielle Vorbereitung des Personals* auf den pädagogisch-psychologischen Umgang mit Sterbenden nicht als dringlich erscheinen lassen. Im Ausbildungslehrplan für

das Krankenpflegepersonal ist zwar Unterricht in seelsorgerlichem Umgang mit Patienten vorgesehen, jedoch nur mit sehr wenigen Stunden. Das Fach gilt darüber hinaus bei allen Beteiligten als unwichtiges Nebenfach.

9.4 Suizid-Patienten

Bei Personen, die einen Freitodversuch unternommen haben und im Krankenhaus behandelt werden, muß man grundsätzlich annehmen, daß es sich um einen ernsthaften Versuch handelte, der nicht einer augenblicklichen Unglücksstimmung und Laune entsprang und lediglich für einen Moment die Aufmerksamkeit der unmittelbaren Umgebung auf die Person lenken sollte. Gerade bei Jugendlichen ist die Umwelt nur allzu leicht geneigt, ein so ernstes Alarmzeichen wie einen Freitodversuch als Bagatelle abzutun.
Einem Suizidversuch liegt immer eine *Störung im emotionalen Bereich* zugrunde. Der jeweils »oberflächlich« erkennbare aktuelle Vorfall kann immer nur als momentaner Auslöser, nie als Ursache des Suizidversuchs angesehen werden. Die Vorgeschichte ist jedoch der Umwelt und damit auch dem Krankenpflegepersonal meist nicht bekannt; dieses kann daher sein Verhalten nicht darauf abstellen.
Vorwürfe, Warnungen, Drohungen, Strafen oder der erhobene Zeigefinger, die meist lediglich auf den aktuellen Anlaß Bezug nehmen und auf die eigentliche Problemsituation gar nicht eingehen, sind daher therapeutisch und pädagogisch ohne Wirkung, oft sogar von Schaden. Prophylaktisch (im Hinblick auf die Verhütung weiterer Freitodversuche) und therapeutisch (in Bezug auf die zugrundeliegende Störung) läßt sich nur wirksam vorgehen, wenn die eigentliche *Vorgeschichte* aufgearbeitet wird, also eine Form der Psychotherapie geschieht.

Ein siebzehnjähriger Gymnasiast, der seit mehreren Jahren unter depressiven Verstimmungen litt, wurde zum vierten Male nach einem Freitodversuch aus dem Krankenhaus entlassen. Erkundigungen beim zuständigen Stationsarzt ergaben, daß nach Art der Vergiftung und der Dosis ein ernsthafter Versuch angenommen werden mußte. Der Jugendliche berichtete, er sei während der Aufnahme auf der Intensivstation fixiert worden mit der Begründung, er könne sonst die Infusionen behindern. Auch nach Beendigung der Maßnahmen, während der Beobachtungsphase vor der Entlassung, sei die Fixierung nicht aufgehoben worden. Aus diesem Umstand und den Bemerkungen und Vorwürfen der Schwestern schließe er, daß er mit dieser Maßnahme für sein »unsinniges« Verhalten bestraft werden sollte.

Gerade bei jugendlichen Suizidpatienten kann man keinesfalls damit rechnen, daß sich ihr Verhalten aufgrund der Unannehmlichkeiten des stationären Aufenthaltes und der dort notwendigen Maßnahmen (z. B. Magen auspumpen) ändern wird. Die *Tätigkeit des Personals* muß sich in einem besonders behutsamen Umgang und eventuellen Gesprächen mit dem Patienten erschöpfen, wenn ein Psychotherapeut nicht zur Verfügung steht. In diesem Fall ist es Aufgabe des Krankenhaussozialarbeiters, mit dem Patienten Verbindung aufzunehmen und eine geeignete Nachbehandlung zu vermitteln oder den Kontakt zu einer Beratungsstelle herzustellen.

9.5 Psychosomatische Erkrankungen

Patienten mit psychosomatischen Erkrankungen sind im Krankenhaus Problempatienten. Gewöhnlich haben sie bereits eine Reihe von Fachärzten und Spezialisten bemüht, bevor sie stationär aufgenommen wurden. Sie haben funktionelle Leiden, für die organische Veränderungen bzw. Ursachen mit den herkömmlichen Mitteln der naturwissenschaftlichen Medizin nicht gefunden werden können. Auch die therapeutischen Maßnahmen versagen: Problempatienten sind bald nach der Entlassung wieder beim Arzt oder im Krankenhaus. Man nimmt heute an, daß etwa ein Drittel aller Patienten unter Beschwerden leidet, die im weitesten Sinne *von psycho-sozialen Faktoren bedingt oder mitbedingt* werden; Frauen und ältere Menschen überwiegen dabei. Die immer wieder berichteten Symptome sind Kopfschmerzen, Schwindelanfälle, Mattigkeit usw., deren Verlegenheitsdiagnose in den meisten Fällen »vegetative Dystonie« lautet. Weitere typische psychosomatische Erkrankungen sind z. B. das Magengeschwür (Ulcus ventriculi), Asthma, Herz- und Kreislaufbeschwerden.
Obwohl die Zahl der Patienten mit funktionellen Störungen, für die organische Befunde im herkömmlichen Sinne nicht erhoben werden können, schon immer recht groß war, hat sich die Erkenntnis, daß seelische Vorgänge im psycho-sozialen Nahbereich, z. B. in der Familie oder am Arbeitsplatz, für die Beschwerden verantwortlich sein könnten, nur schwer durchgesetzt. Dies zeigt sich unter anderem in der geringen Zahl psychosomatischer Kliniken und Abteilungen in der Bundesrepublik. Jedoch haben umfangreiche Untersuchungen in der sogenannten Placeboforschung zu verstärkter Anerkennung der psychosomatischen Denkweise geführt. Diese Untersuchungen hatten nämlich ergeben, daß ungefähr ein Drittel der Patienten nach Einnahme von wirkungslosen

Substanzen, die sie in Unkenntnis des Experiments für wirksame Medikamente gehalten hatten, eine Erleichterung ihrer Beschwerden verspürten. Dabei zeigte sich auch, daß die Wirkung solcher »Placebos« im selben Maße abnimmt oder steigt wie der vom Patienten subjektiv erlebte Leidensdruck.

Im einzelnen Fall ist es schwierig zu diagnostizieren, ob z. B. ein Ulcus organisch bedingt ist oder psychisch, oder ob beide Einflußfaktoren gemeinsam zur Entstehung des Symptoms führten. Tatsächlich gibt es heute kaum eine Begrenzung psychosomatischer Denkweisen: Auch für die Entstehung von Tuberkulose wurden z. B. seelische Einflüsse nachgewiesen. Grundsätzlich wird angenommen, daß psychische Vorgänge des Erlebens und Verhaltens sich in körperlichen Vorgängen niederschlagen können.

In psychosomatischen Kliniken oder Abteilungen wird die Unterscheidung in funktionelle und organisch bedingte Leiden nicht mehr in dieser Ausschließlichkeit vorgenommen. Für die meisten Erkrankungen wird vielmehr vermutet, daß sie sowohl auf körperliche als auch auf seelische Vorgänge zurückgehen. Der Einfluß dieser Faktoren wird auch nicht unabhängig voneinander gesehen, sondern es wird eine Wechselwirkung zwischen ihnen angenommen dergestalt, daß diese Faktoren sich gegenseitig beeinflussen und gemeinsam das Leiden verursachen.

So reicht eine geringfügige Überproduktion von Magensäure noch nicht aus, um ein Magengeschwür hervorzurufen. Lang anhaltende Ehestreitigkeiten und wirtschaftliche Sorgen jedoch fördern wiederum die Überproduktion von Magensäure, vor allem, wenn eine Tendenz dazu bereits vorhanden ist. Ist dann ein bestimmter Schwellenwert erreicht, kann es zur Ausbildung des Symptoms kommen. Auch eine organisch bedingte Entzündung der Magenschleimhaut (Gastritis) kann durch weitere psychogene Einflüsse in einen Ulcus ventriculi übergehen.

Nun können aber auch solche Erkrankungen, die man gemeinhin als »typisch« psychosomatisch ansieht, durchaus organische Ursachen haben, so daß sich die Frage stellt, ob man das Vorliegen einer psychosomatischen Erkrankung dann annehmen soll, wenn organische Ursachen (Befunde, Prozesse) sich nicht nachweisen bzw. sich ausschließen lassen. Heute wird das Vorliegen einer psychosomatischen Erkrankung nur dann diagnostiziert, wenn eindeutig positive Hinweise auf eine Verbindung zwischen seelischem Geschehen im weitesten Sinne und den Symptomen bestehen. Somit müssen entweder in der Familiensituation oder im Ehe- bzw. Partnerleben, im Berufsleben oder am Arbeitsplatz oder in der Ausbildungssituation, also im sozialen Nahraum insgesamt deutlich von der Norm abweichende und das Individuum belastende Vorgänge

beobachtbar sein, die zu den Symptomen in einer Beziehung stehen. Diese Beziehung muß sich jedoch nicht auf die Gegenwart beschränken: Die akute Erkrankung kann ihre Ursachen ebenfalls in vergangenen Erlebnissen und Vorgängen haben und erst zu einem späteren Zeitpunkt in Erscheinung treten. Für die Entstehung des kindlichen Asthma bronchiale nimmt man z. B. an, daß die verursachenden psychischen Vorgänge in sehr früher Kindheit beginnen.
Aus der Art der Verursachung ergeben sich unmittelbar Implikationen für die Erhebungen, die zur Diagnose führen. Das anamnestische Gespräch ist daher – neben der klinischen Untersuchung – der wichtigste Bestandteil der diagnostischen Bemühungen; es unterscheidet sich vom »normalen« diagnostischen Gespräch – z. B. bei einer komplizierten Fraktur – durch seine psychosomatische Orientierung, seine gezielte Suche nach möglichen psychologischen Einflußfaktoren, unter Einbeziehung von psychologischen Tests.
Psychosomatische Erkrankungen können in jedem Lebensalter auftreten. Im *Säuglingsalter* gehen Ernährungs- und Schlafstörungen häufig auf emotionale Mangelsituationen zurück. Bekannt ist auch der Hospitalismus, der auf fehlende Mutterbindung bzw. Mangel einer festen Bezugsperson im frühen Kindesalter zurückgeführt wird. Er tritt dann auf, wenn über einen längeren Zeitraum hinweg die das Kind betreuenden Erwachsenen häufig wechseln, wie z. B. in Kinderheimen oder bei längerem Krankenhausaufenthalt. Im *Vorschulalter* sind Enuresis (Bettnässen), Asthma, Jactatio capitis (Kopfwackeln, Schaukeln) als typische psychosomatische Symptome verbreitet. Schulkinder klagen häufig über Kopfschmerzen, die sich oft mit der schulischen Situation erklären lassen. Auch Sprachfehler sind in diesem Alter in der Mehrheit der Fälle eindeutig psychisch bedingt. Bei *Jugendlichen* ist z. B. die Pubertätsmagersucht eine schwere psychosomatische Erkrankung, die gelegentlich auch tödlich ausgeht; 90 Prozent aller Fälle betreffen weibliche Jugendliche. Typische psychosomatische Leiden des *Erwachsenenalters* sind Magen- und Darmerkrankungen, Herzbeschwerden (Angina pectoris), Hypertonie, Asthma, und schließlich auch sexuelle Störungen.
Die *Therapie* psychosomatischer Erkrankungen muß zweigleisig erfolgen, wie dies in psychosomatischen Kliniken auch geschieht. Eine rein kausale Therapie des organischen Leidens ist dagegen nicht möglich, da es an einer naturwissenschaftlichen Erklärung der Ursache mangelt. Die symptomatische Behandlung wird daher von Maßnahmen begleitet, die auf den zugrundeliegenden Konflikt, die psycho-soziale Situation, die Persönlichkeit des Patienten abzielen. Der erste Schritt ist das ärztliche Gespräch, das die Einsicht in den Zusammenhang zwischen organischem/funktionellem Leiden und psychischem Einfluß herbeiführen soll. Dabei

besteht eine zusätzliche Schwierigkeit, weil es von vielen Personen als unangenehm empfunden wird, wenn ihnen gesagt wird, es fehle ihnen nichts, die Krankheit sei »nur« psychisch bedingt. Psychische Erkrankungen sind in unserer Gesellschaft immer noch mit einem Makel behaftet, werden als »abnorm« betrachtet.

Als *Formen der Psychotherapie* kommen Gesprächspsychotherapie, verhaltenstherapeutische Techniken, Psychoanalyse und verschiedene Formen der Gruppentherapie in Betracht. Heute setzt sich zunehmend die Ansicht durch, daß die familiäre Situation im wesentlichen an der Entstehung psychosomatischer Symptome beteiligt sei, so daß nur eine die ganze Familie einbeziehende Therapie (Familientherapie) sinnvoll sein kann. Wenn die Ursache im Konflikt mit Gleichaltrigen zu sehen ist, wird eine Gruppentherapie bevorzugt, wenn sie eher in individuellen seelischen Belastungen liegt, die Einzeltherapie.

Oft ist der Krankenhausaufenthalt als solcher ein erster Weg zur Heilung, weil der Patient dadurch ganz aus der konfliktträchtigen und symptomverursachenden Umgebung herauskommt. Dabei wird den Familienangehörigen und Arbeitskollegen eventuell auch die Situation deutlich, in der der Patient steht und leidet, so daß sie eine Beziehung zwischen der Erkrankung und ihrem Verhalten herstellen können. Jedoch genügt die stationäre Aufnahme allein nicht. Bestimmte Anforderungen sind auch an das Verhalten des betreuenden Personals zu stellen, das den starken psychischen Einflußfaktor bei der Krankheitsentstehung ebenso berücksichtigen muß wie den psychischen Aspekt der jetzt notwendigen Therapie.

10. Klinische Psychologie

Gegenstand der Klinischen Psychologie ist *das abweichende Verhalten des Menschen,* also Verhaltensauffälligkeiten, Verhaltensstörungen, Neurosen, Psychopathien und (teilweise) Psychosen. Als Teilbereich der angewandten Psychologie bemüht sich die Klinische Psychologie um eine Einteilung der Symptome, um die Entwicklung von diagnostischen Instrumenten (Methoden), z. B. Fragebogen und Tests, um Methoden der Beseitigung der Symptome (Psychotherapie) und um die Erforschung ihrer Ursachen.

Bei der Feststellung, ob und wann ein Verhaltensmerkmal »abweichend« ist, ergibt sich sogleich das *Problem der Norm.* In der Vergangenheit hat man sich dabei meist der statistischen Norm bedient, d. h. sich am Verhalten des Durchschnitts, der meisten Menschen orientiert. Hierbei taucht dann die Frage auf, ob ein Verhalten, das lediglich weniger häufig ist als anderes, deswegen schon als »abnorm« bezeichnet werden kann; in diesem Fall wäre generell jedes nur von einer Minderheit gezeigte Verhalten, z. B. das der Widerstandskämpfer gegen den Nationalsozialismus, so zu bewerten. Ferner würde ein und dasselbe Verhaltensmerkmal bei unterschiedlichen Altersstufen verschieden beurteilt werden: Daumenlutschen wäre dann bei Zweijährigen durchaus normal, weil in diesem Lebensalter viele solche Verhaltensweisen zeigen, mit zehn Jahren jedoch abnorm, da dann nur noch wenige auf dem Daumen lutschen. Auch ideale Normvorstellungen – wie z. B. die Zehn Gebote der Bibel – lassen sich zur Lösung des Problems nicht heranziehen, weil sich einerseits die meisten Menschen nicht oder jedenfalls nur teilweise daran halten und andererseits die Frage aufzuwerfen ist, woher einzelne Gruppen bzw. Mehrheiten oder Minderheiten in einer Gesellschaft das Recht herleiten, für viele andere Normen aufzustellen und damit von ihnen bestimmte Verhaltensweisen zu fordern. Daher scheint nur die funktionale Norm geeignet zu sein, Entscheidungen darüber zuzulassen, ob Verhaltensweisen abnorm sind oder nicht. Hierunter versteht man jenes normale Verhalten, mit dem das Individuum persönlich am besten zurechtkommt, das ihm selbst ein Höchstmaß an Befriedigung und Funktionalität verschafft. Wer Spaß daran findet, dreimal am Tag ins Kino zu gehen oder den Tag im Bett zu verbringen, unterscheidet sich in statistischer Hinsicht beträchtlich vom Bevölkerungsdurchschnitt, lebt jedoch nach seiner individuellen funktionalen Norm. Diese hat nur dort ihre Grenzen, wo die Belange anderer in unzumutbarer Weise eingeschränkt werden. Auf unser Problem übertragen bedeutet dies, daß man allein vom statistischen Durchschnitt abweichendes Verhalten nicht als abnorm bezeichnen kann, sondern es jedem überlassen sollte, wie er sich verhalten will, solange er andere nicht beeinträchtigt. Sobald er dies jedoch tut, ist die Frage zu stellen, ob die Gesellschaft das Recht hat, die Beseitigung des Verhaltens zu fordern. In jedem Fall ist »abnormes« Verhalten und die Indikation zur Therapie vorhanden, wenn das Individuum unter seinem eigenen Verhalten selbst leidet und deshalb dessen Beseitigung bzw. Änderung wünscht. Die übliche Praxis, seltenes oder ungewohntes Verhalten als nicht normal zu bezeichnen und damit zu etikettieren, ist immer ein wertendes Vorgehen, das die Freiheit des Individuums in unzulässiger Weise einschränkt.

Die *Methoden* der Klinischen Psychologie sind das diagnostische Gespräch, Exploration und Anamnese, das freie oder gebundene Interview, Fragebogen und Test. Sie dienen dazu, (1) die Ursache des abweichenden Verhaltens zu ermitteln, (2) festzustellen, in welcher Intensität das abweichende Verhalten vorliegt und (3) zur Ermittlung der geeigneten therapeutischen Technik.

Die *Begriffe* »Verhaltensauffälligkeit«, »Verhaltensstörung«, »Neurose« und »Psychopathie« werden nicht immer sorgfältig voneinander getrennt. Gewöhnlich benutzt man die Begriffe Verhaltensauffälligkeit oder -störung – je nach Intensität des Verhaltens – bei Kindern und Jugendlichen und den Begriff der Neurose für psychische Störungen bei Erwachsenen, manchmal jedoch auch bei Kindern und Jugendlichen (kindliche Neurose).

Als *Psychopathie* wurde bisher eine schwere Verhaltensabweichung bei Erwachsenen bezeichnet (z. B. starke Aggressivität, Verwahrlosung), während die moderne Sozialpsychiatrie diesen Begriff zugunsten des Begriffs der Neurose aufgegeben hat.

Psychosen schließlich sind abnorme Erlebnisreaktionen und Verhaltensweisen von Erwachsenen, die gelegentlich auch als Geisteskrankheiten bezeichnet werden (z. B. Manie, Depression, Schizophrenie). Ihr wesentliches Merkmal, das sie von den oben genannten seelischen Erkrankungen unterscheidet, ist die fehlende Realitätskontrolle. Gemeinsam ist vielen psychischen Erkrankungen, daß die Einsicht in die Krankheit selbst, darin also, daß ein abnormes Verhalten vorliegt, oft fehlt. Deshalb sind rationale Erklärungen auch meist ohne Wirkung.

Der Begriff *Neurose,* der im weiteren Sinne also Verhaltensauffälligkeiten, -störungen, Psychopathien umfaßt, meint eine Beeinträchtigung des Verhaltens oder Erlebens, die nicht Folge eines organischen Schadens oder Vorgangs ist. Dabei können die Symptome von körperlicher Art (z. B. Kopfschmerzen, Bettnässen, Tics, Schwindelanfälle) und seelischer Art (z. B. Angst, Zwangsverhalten, Aggressionen) sein. Nach tiefenpsychologischer Erklärung entsteht neurotisches Verhalten meist aufgrund eines Konflikts oder Traumas in früher Kindheit. Je nach Art des Symptoms werden dann *Organneurosen* (funktionelle Symptome ohne organische Ursachen) und *Psychoneurosen* (z. B. Zwangsgedanken, Waschzwang, Phobien) unterschieden. Sogenannte *Aktualneurosen* entstehen aus einer momentanen Situation heraus (z. B. in einer Paniksituation).

Unter *Psychotherapie* versteht man die Behandlung psychischer Leiden mit psychologischen Mitteln, wobei je nach Art der Therapie die Patienten an der Behandlung in unterschiedlichem Ausmaß mitwirken. Grundsätzlich für alle psychotherapeutischen Methoden ist, daß der Patient Vertrauen zum Therapeuten hat und von diesem in der Regel ein hohes Maß an Zuwendung erhält. Im folgenden soll das Vorgehen bei der Kinder-Spieltherapie, der Gesprächspsychotherapie, der Verhaltenstherapie, der Psychoanalyse, der Gruppentherapie und dem Psychodrama kurz skizziert werden.

Die *Spieltherapie* im nicht-direktiven Verfahren (Virginia *Axline*) ist bei nahezu allen kindlichen Verhaltensauffälligkeiten und -störungen wirksam. Sie wird – eher als bei Erwachsenen – meist in Gruppen durchgeführt, da die Abhängigkeit vom Verhalten Gleichaltriger bei Kindern ein wesentlicher ursächlicher Faktor ist. Durch völlig freies Spiel und Assoziieren kommt es – in tiefenpsychologischer Sicht – zu einer Art Katharsis, also Selbstreinigung; das Kind kann sich »ausleben«. Die therapeutischen Prinzipien sind: freundliche Beziehung zum Kind mit emotionaler Wärme; völliges Akzeptieren des Kindes so, wie es sich darstellt; hohes Ausmaß an Permissivität, d. h. Gewährenlassen, damit es seine Gefühle ohne Hemmungen zeigen kann; Verbalisieren und Reflektieren der vom Kind gezeigten gefühlsmäßigen Äußerungen; Beachtung der Selbständigkeit des Kindes bei der Bewältigung eigener Schwierigkeiten; keine Versuche, das Kind zu beeinflussen (Nicht-Direktivität). Wesentliches Ziel des therapeutischen Vorgehens ist es, das Kind eher gefühlsmäßige Äußerungen zeigen zu lassen, sie zu reflektieren und zu verarbeiten, statt Einsichten zu vermitteln. Bei der Gruppentherapie erfolgt dann die Bewertung des kindlichen Erlebens und Verhaltens durch andere Kinder, nicht durch den Therapeuten, so daß es auf diesem Wege zu Verhaltensänderungen und -korrekturen kommt. Bei überhöhter Aggressivität z. B. erfolgt die Ausbildung von notwendigen Hemmungen durch die Reaktion der Mitglieder der Therapiegruppe.

Als *Gesprächspsychotherapie* (Carl R. *Rogers,* Reinhard *Tausch*) wird ein therapeutisches Verfahren bezeichnet, das mit Hilfe sprachlicher Kommunikation psychoneurotische Verhaltensweisen von Erwachsenen (z. B. Ängste) relativ wirksam zu beseitigen in der Lage ist. Im Mittelpunkt der

Therapie steht das gefühlsmäßige Erleben des Klienten, auf das dessen Schwierigkeiten zurückgeführt werden. Die beabsichtigte Änderung im Verhalten des Klienten erfolgt durch Interaktion und Kommunikation über emotionale Erlebnisinhalte und durch vom Therapeuten geäußerte emotionale Wärme und positive Wertschätzung (unabhängig von der Art der Störung); hierbei soll der Therapeut ein hohes Ausmaß an »Echtheit« zeigen, d. h. seine Anteilnahme und Wertschätzung nicht vorgeben oder spielen. Während Echtheit und Wertschätzung die Qualität der Beziehung zwischen Therapeut und Klient betreffen, besteht die eigentliche Arbeit des Therapeuten aus dem Erkennen, Wiedergeben, Verarbeiten und Reflektieren emotionaler Erlebnisinhalte.

Unter dem Begriff der *Verhaltenstherapie* wird eine Vielzahl therapeutischer Techniken zusammengefaßt, die alle auf die Annahmen und Forschungsergebnisse der modernen Lernpsychologie zurückgehen. Das therapeutische Vorgehen wird im Einzelfall direkt aus einem Lernmodell abgeleitet. Die allen Verfahren zugrundeliegende Annahme ist, daß die meisten menschlichen Verhaltensweisen gelernt werden und somit auch wieder verlernt werden können. Unangepaßte bzw. unerwünschte Verhaltensweisen (z. B. Phobien, Zwangshandlungen) werden als falsch gelernte Verhaltensweisen betrachtet, die verlernt werden müssen, so daß an deren Stelle das »richtige« Verhalten gelernt werden kann. Dabei geht man davon aus, daß Lern- und Verlernvorgang durch Belohnung, Bestrafung, Nichtbeachtung und Imitation erfolgen, denn jede sofortige Belohnung eines Verhaltens erhöht die Wahrscheinlichkeit, daß dies Verhalten in einer ähnlichen Situation später wieder auftritt, während Bestrafung einen gegenteiligen Effekt hat. Da Bestrafung zu Angst und Aggressivität, bestenfalls zu Vermeidungsverhalten führt, wird in der Therapie – abgesehen von schweren Fällen wie z. B. Selbstbeschädigung – gewöhnlich darauf verzichtet. In diesem Fall wird dann das Prinzip der systematischen Nicht-Beachtung (fehlende Zuwendung) bei unerwünschten Verhaltensweisen angewendet. Bei der Therapie wird so vorgegangen, daß zunächst die Art und Intensität der Störung, die mögliche Entstehung aus lernpsychologischer Sicht und die derzeitigen Auslösebedingungen ermittelt werden, von denen die Art der zu wählenden therapeutischen Technik abhängig ist. Durch konsequente Anwendung von Lernprinzipien wird dann Verhalten verlernt, gelernt, modifiziert, stabilisiert.

Verhaltenstherapie wird angewendet bei Entwicklungsverzögerungen, Verhaltensstörungen, bei psychischen und sexuellen Störungen. Bei Sprachstörungen und Tics wird z. B. die Technik der *negativen Übung* verwendet, bei der es durch absichtliches Imitieren und Wiederholen des unerwünschten Verhaltens zu einem Verlernvorgang kommen kann. Bei spezifischen Ängsten (Phobien) verwendet man die *systematische Desensitivierung,* bei der der Patient nach und nach daran gewöhnt wird, daß das bei ihm starke Furcht auslösende Objekt nicht notwendigerweise zu Furcht führen muß. Dies geschieht dadurch, daß er in der Therapiesituation ganz andere Erfahrungen macht, daß z. B. die ansonsten angstauslösende Situation hier mit Wohlbefinden verbunden ist. Die sogenannte *Aversionstherapie* wird z. B. bei Süchten und sexuell abweichenden Verhaltensweisen angewandt; hierbei wird das unerwünschte Verhalten bzw. dessen bildliche Darstellung (Film, Photos usw.) mit einem aversiven Reiz, z. B. einem Brechreiz-erzeugenden Medikament, gekoppelt, so daß eine Abneigung gegenüber dem unerwünschten Verhalten gelernt wird. Die Forschung steckt jedoch hier noch in den Anfängen, und die bisherigen Erfolge sind noch nicht ermutigend. Eine Methode zur Überwindung von Ängsten und Hemmungen im mitmenschlichen Umgang ist das *Selbstbehauptungstraining,* bei dem im Rollenspiel oder Psychodrama die fehlenden oder zu wenig ausgebildeten sozialen Verhaltensweisen eingeübt werden. Bei allen Verfahren wird der Patient grundsätzlich über die gesamte Vorgehensweise und die Methoden und Ziele der Prozedur unterrichtet; darüber hinaus wird eine enge und intensive Zusammenarbeit mit dem Therapeuten erwartet. Der Klient nimmt also aktiv an der Verhaltenstherapie teil.

Das *Psychodrama* (Jacob L. *Moreno*) ist eine Form der Gruppentherapie, bei der – z. B. durch Rollenspiel – der Klient mit anderen Personen in eine enge Interaktion tritt. Dabei werden eine Reihe von therapeutischen Prinzipien wirksam: z. B. das psychoanalytische Konzept der Katharsis, demzufolge das Ausleben von Gefühlen, die Möglichkeit zu ungehemmten emotionellen und sozialen Aktionen bereits zu einer »Reinigung« und damit zu einer Verringerung unerwünschter Verhaltensweisen führt. Durch Rückmeldung der Partner dieser therapeutischen Interaktion über die sozialen und emotionalen Verhaltensweisen des einzelnen kommt es zu Verhaltensänderungen und Korrekturen im verhaltenstherapeutischen Sinne. Das Trainieren der Fähigkeit, Gefühle frei und spontan zu äußern, führt zu einer Stabilisierung der Persönlichkeit.

Die *Psychoanalyse* (Sigmund *Freud*) ist eine Behandlungsmethode für seelische Störungen, deren Ursachen zunächst nicht beobachtbar und daher unbekannt sind. Es wird angenommen, daß diese im Unbewußten liegen. Das Verfahren hat daher das Ziel, die verborgenen seelischen Vorgänge zu entdecken und bewußt zu machen, dem Patienten die seinem Verhalten zugrundeliegenden Triebregungen deutlich zu machen. Neurotisches Verhalten wird auf frühkindliche Konflikt- und emotionale Schock-Situationen zurückgeführt, die in der Therapie bewußt gemacht und somit »aufgearbeitet« werden. Im einzelnen sind es unterschiedliche

Techniken, mit deren Hilfe die Entdeckung unbewußter Vorgänge gelingt, wie z. B. Traumdeutung und verbales Assoziieren; beim letzteren Verfahren werden vom Therapeuten konfliktträchtige Schlüsselbegriffe (z. B. Liebe, Mutter, usw.) vorgegeben, zu denen der Patient einen ihm spontan einfallenden Antwortbegriff nennt; dieser wird dann vom Therapeuten interpretiert und im Zusammenhang mit der seelischen Störung ausgedeutet.

Unter dem Begriff *Gruppenpsychotherapie* werden eine Anzahl höchst unterschiedlicher psychotherapeutischer Techniken zusammengefaßt. Er wird von der Wortbedeutung her für alle Therapieformen verwendet, bei denen mehrere Patienten zu einer Gruppe zusammengefaßt und gemeinsam behandelt werden. Die Anfänge dieser Vorgehensweise fallen in eine Zeit, als der Mangel an ausgebildeten Psychotherapeuten noch sehr viel größer war als heute und deswegen darin die einzige Möglichkeit gesehen wurde, ein Mindestmaß an psychotherapeutischer Versorgung überhaupt leisten zu können. Inzwischen hat sich über diese rein wirtschaftlichen Gesichtspunkte hinaus die Einsicht ergeben, daß das Verhalten von Therapiepartnern ebenfalls eine korrektive Wirkung auf das Verhalten des einzelnen Patienten hat, so daß eine eigenständige Psychotherapieart entstand. Zwischen den Patienten werden vom Therapeuten Vorgänge der Kommunikation und Interaktion eingeleitet, deren spezifische Art von der jeweiligen therapeutischen Ausrichtung abhängig ist. Nahezu alle Psychotherapiearten lassen sich in Form von Gruppentherapie durchführen, von einigen verhaltenstherapeutischen Techniken abgesehen.

Die Anwendung dieser Methoden der Klinischen Psychologie im Krankenhaus bleibt der psychiatrischen und psychosomatischen Klinik, in freier Praxis den ärztlichen Psychotherapeuten und Klinischen Psychologen vorbehalten. Die vorstehende kurze Beschreibung der gebräuchlichsten Verfahren zeigt schon, in welch starkem Maße die Möglichkeiten, auf das psychische Verhalten des Menschen einzuwirken, zugenommen haben.

11. Schlußfolgerungen für die Praxis

In den vorangegangenen Kapiteln ist häufig von Einstellungen und Gefühlen des Krankenpflegepersonals die Rede gewesen und von deren Einfluß auf die psychologische Situation und letztlich den Genesungsprozeß des Patienten. Einstellungsänderungen und ein bestimmtes emotionales Verhalten des Personals, die sich von daher nahelegen, lassen sich natürlich nicht erzwingen. Die Änderungen in den Einstellungen können sich aber aus der Kenntnisnahme typischer psychologischer und sozialer Vorgänge im Krankenhaus ergeben und entsprechende pädagogische Maßnahmen ermöglichen. Bei allen Bemühungen um angemessenes Verhalten des Personals im Krankenhaus darf nicht vergessen werden, daß die tägliche Konfrontation mit Leid und Tod, die enorme Beanspruchung durch im höchsten Maße verantwortungsvolle Tätigkeit, die mit der Personalsituation verbundene Hetze und der Streß im Stationsbetrieb, die Forderung nach Ausgeglichenheit, Freundlichkeit, Einfühlungsvermögen und Geduld manchmal utopisch werden lassen.

Schlußfolgerungen für die Praxis sind in den vorstehenden Abschnitten aufgrund der dargestellten Sachverhalte teilweise schon gezogen worden; sie sollen im folgenden nicht wiederholt werden. Einige andere Gesichtspunkte müssen jedoch zusammengefaßt, neue noch angeführt werden.

Um die Krankenpflegekräfte von berufsfremden und nicht ihrer Ausbildung entsprechenden Tätigkeiten zu entlasten, ist eine *Rationalisierung* des gesamten Pflegebereichs dringend erforderlich. Dazu gehört auch die Beschäftigung von Hilfskräften und vor allen Dingen von Teilzeit-Schwestern, die wegen familiärer Verpflichtungen nicht ganztags tätig sein können oder wollen. Auch die Einstellung männlicher Pflegekräfte muß stärker als bisher betrieben werden. In solche Reformbemühungen sollte auch eine grundlegende Umstrukturierung der Krankenhausorganisation eingeschlossen sein, mit der die Aufstiegsmöglichkeiten des Personals entscheidend verbessert werden. Schließlich läßt sich auch die Situation der Berufsanfänger durch eingehende Beratung, sachgerechte Auslese und notwendige Änderungen in der Ausbildungsplanung verbessern. Diese Ausbildung sollte nach dem Examen jedoch nicht beendet sein, sondern sich in Form von Weiterbildungsmaßnahmen und Personalschulung fortsetzen. Alle diese Maßnahmen fallen in die Zuständigkeit der Krankenhausverwaltung und übergeordneter Stellen und sollen deswegen an dieser Stelle nicht weiter ausgeführt werden. Als Selbstverständlichkeiten geregelt führen sie zu weniger großen psychischen Belastungen für das Personal.

Wegen der besonderen Bedeutung angemessener und ausreichender

Information für die Beziehungen des Personals zum Patienten und für dessen Genesung sei noch einmal darauf hingewiesen, daß sich die Möglichkeit und die Notwendigkeit zur Information in vielfältiger Weise ergibt, so daß hier gar nicht auf alle Aspekte eingegangen werden kann. Über das schon Gesagte hinaus muß immer wieder betont werden, daß die Medikamentengabe zusätzlich auch einen psychologischen Effekt hat, den man mit Erklärungen über die Art des Mittels und dessen Wirkung und Beziehung zur jeweiligen Erkrankung verstärken und somit auf den Heilungsprozeß einwirken kann.

Mehr und mehr sollte die Information des Patienten durch qualifizierte Schwestern übernommen werden und im Rahmen ihrer Tätigkeit am Krankenbett erfolgen. Auch die Form der Information bedarf der Änderung: Hierfür ist sehr viel mehr Zeit als bisher zu verwenden und die Sprache muß unbedingt verständlicher werden. Darüber hinaus müssen während der Besuchszeiten besondere Informationssprechzeiten von Ärzten und Stationsschwestern angeboten werden.

Die Information des Patienten darf sich nicht auf abnorme Prozesse, Zustände und Funktionen beschränken; gerade Mitteilungen der Normalbefunde nehmen dem Patienten die Ungewißheit und bewirken so eine emotionale Stabilisierung. Solche Informationen können während der Visite vom Arzt gegeben werden, in eindeutigen Fällen jedoch auch unmittelbar von der befunderhebenden Schwester oder medizinisch-technischen Assistentin.

Bei Maßnahmen und Eingriffen zur Diagnose sind Erläuterungen für den Patienten wichtig, damit er versteht, warum bestimmte Handlungen und eventuell schmerzhafte Eingriffe vorgenommen werden müssen. Angst und Unsicherheit lassen sich hierdurch wirksam verringern und beseitigen. Noch wichtiger sind diese Erläuterungen bei therapeutischen Maßnahmen, um damit das Verständnis und die Mithilfe des Patienten zu erreichen. Sollen diese Maßnahmen nach der Entlassung aus dem Krankenhaus fortgesetzt werden, läßt sich eine gewissenhafte Befolgung der Anordnungen nur dann erwarten, wenn der Patient über deren Notwendigkeit, z. B. der Medikation, unterrichtet ist: über die Art der Mittel und ihre Wirkungsweise. Je ausführlicher in diesen Fällen die Begründung ist, desto sicherer kann erwartet werden, daß der Patient sich an die »medizinischen Vorschriften« hält. Dies gilt besonders bei Diätvorschriften (z. B. bei Niereninsuffizienz oder Diabetes mellitus). Erst wenn der Patient weiß, was z. B. eine Eiweißtoleranz von soundsoviel Gramm/pro Tag bedeutet, kann er mit diesem Wissen umgehen, zu seinem eigenen Wohl, aber auch im Interesse des Krankenhauses, weil hierdurch die Zeitspanne bis zur nächsten stationären Aufnahme zweifellos verlängert wird.

Ebenso wie die Ärzte sollte auch das Krankenpflegepersonal den *Patienten als leib-seelische Einheit betrachten* und damit dem Erleben und dem psycho-sozialen Hintergrund der körperlichen Erkrankung mehr Beachtung schenken. Auch bei eindeutig somatischen Erkrankungen muß die gesamte psychologische Situation des Individuums berücksichtigt werden. Zwar sind die Folgen solchen Tuns nicht unmittelbar beobachtbar so z. B. körperliche Vorgänge nach der Injektion eines Medikaments, die durch die Messung physiologischer Prozesse dokumentierbar sind, doch ist der Effekt deswegen nicht geringer. Die Ermittlung und Berücksichtigung solcher Faktoren führen zu einer psychologischen Unterstützung bei körperlichen Erkrankungen, die mit Schmerzen und Ängsten verbunden sind. Schließlich darf bei Problempatienten der Mangel an organischen Befunden (bei funktionellen Leiden) nicht zu Geringschätzung des Patienten führen, da hierdurch die psychologisch bedingte Symptomatik weiter verstärkt wird.
Das gesamte *Klima einer Station* läßt sich in vielfältiger Weise beeinflussen. Zunächst hängt es entscheidend von der Stationsschwester und der Zweitschwester ab, ob es ihnen gelingt, eine Atmosphäre zu schaffen, in der es dem Patienten und dem Personal möglich ist, alle sie belastenden Sorgen zum Ausdruck zu bringen. Angst, unbegründete Befehle und Informationszurückhaltung verhindern ein solches Klima. Bei der Zusammenlegung von Patienten in Mehrbettzimmern läßt sich schon darauf achten, ob sie zusammenpassen, vorausgesetzt, es stehen freie Betten in mehreren Zimmern zur Verfügung. Grundsätzlich ist zu vermeiden, daß Patienten erleben, wie andere mit ähnlichen Symptomen sterben. Die erste ärztliche Untersuchung mit Anamnese sollte dann allein, ohne Beisein anderer Patienten erfolgen. Bei sehr empfindlichen Patienten kann auch darauf geachtet werden, daß die Defäkation ohne Zuschauer geschieht. Das Vermeiden plumper Vertraulichkeit (»Du«, »Oma«, »wir«) muß selbstverständlich werden. Wenn die Patienten dagegen keine Einwände haben, dann deswegen, weil sie sich nicht wehren können, und nicht, weil sie dieser Art des Umgangs etwa zustimmen. Die Alternative hierzu ist nun keinesfalls eine zu große Distanz zum Kranken! Das persönliche Gespräch und die emotionale Zuwendung sind angesichts der Eile und Arbeitsteiligkeit auf der Station wichtiger denn je, auch um nicht das Gefühl der Vernachlässigung beim Patienten aufkommen zu lassen. Zur Herstellung eines angenehmen Klimas auf der Station gehört es weiterhin, alles Verhalten – sowohl sprachliches als auch Ausdrucksverhalten wie Mimik, Gestik usw. – zu vermeiden, das vom Patienten als Herablassung gedeutet werden könnte. Das Gefühl, nicht ernst genommen zu werden, führt zu starker Regression und depressiver Verstimmung, zu Gefühlen der Ohnmacht, die den Genesungsprozeß

behindern und hinauszögern. Oft wissen die Mitarbeiter gar nicht, daß sie sich so verhalten; deswegen ist eine Kontrolle durch die Kollegen sehr wichtig. Auf den schädlichen Effekt gelegentlichen Fehlverhaltens des Personals in Form von Autoritätsentgleisung, die im psychiatrischen Krankenhaus häufiger, jedoch auch im allgemeinen Krankenhaus gegenüber alten und intellektuell wenig beweglichen Patienten vorkommt, ist schon ausführlich genug eingegangen worden. Hast, Hektik und Eile führen zu Unruhe und verhindern damit die Sicherheit, welche die Patienten zur Genesung dringend benötigen. Dabei läßt sich nicht alles auf die mangelhafte Personalsituation zurückführen; auch die Stationsangehörigen selbst können durch planvolles Handeln zur »Beruhigung« beitragen.

Beobachtungen und deren *Interpretation* müssen sorgfältig voneinander getrennt werden. Oft werden Erklärungen, die man sich selbst als Grund für beobachtete Verhaltensweisen von Patienten sucht und annimmt, wiederum für Beobachtungen gehalten. Interpretationen und Deutungen sind außerordentlich subjektiv und bringen immer die Gefahr mit sich, falsch zu sein, weil einzelne Verhaltensweisen vorschnell verallgemeinert werden. Daher ist es in jedem Falle besser, auf Deutungen, Vermutungen und Annahmen zu verzichten und der Stationsschwester oder dem Arzt lediglich das Beobachtete selbst mitzuteilen. Eine Wertung der beobachteten Verhaltensweisen muß grundsätzlich vermieden werden. Moralische Vorstellungen und Wertungen sind heute so unterschiedlich, daß das individuelle Verhalten des Patienten von Krankenhausmitarbeitern gar nicht objektiv bewertet werden kann. Allzu leicht werden hierbei Vorurteile wirksam, die den Umgang mit dem Patienten negativ beeinflussen. Sicher ist es besser, von vornherein auf jegliche Bewertung individuellen Verhaltens zu verzichten; dies ergibt sich allein aus der Tatsache, daß schwer erkrankte Menschen sich ohnehin in einer Ausnahmesituation befinden, so daß man ihr Verhalten nicht auf die Goldwaage legen darf. Auch hier gilt, daß vier Augen mehr sehen als zwei, so daß auf regelmäßigen Stationstreffen Fehlbeobachtungen und -interpretationen durch Mitarbeiter korrigiert werden können. Weiterhin dienen sie dem ungehinderten Informationsfluß von der Früh- zur Spätschicht.

Eine Patienten-zentrierte Medizin nach diesen Grundsätzen läßt sich jedoch nur verwirklichen, wenn eine entsprechende *Ausbildung* und ein dazugehöriges *Training* der Mitarbeiter stattfinden, die Ärzte und Krankenpflegepersonal einschließen. Diese Weiterbildungsmaßnahmen können durchaus krankenhausintern durch entsprechend vorgebildete Ärzte und Schwestern erfolgen.

Eng verbunden mit dem Gedanken der Patienten-zentrierten Medizin ist das Prinzip der *Teamarbeit,* nach dem das Krankenhaus selbst und dessen Einheiten (Abteilungen, Stationen) demokratisch geleitet werden, wobei die Kompetenzen funktional verteilt sind und Entscheidungen weitgehend delegiert (statt zentralisiert) werden. Gegenseitige Information und Kooperation als Grundmerkmale dieses Prinzips schließen eine sachbestimmte und sachgerechte Autorität nicht aus.